I0130142

Qigong Sensory Training Institute
Salem, Oregon

EEN BAANBREKENDE & EFFECTIEVE BEHANDELING VAN AUTISME

Dit programma is het resultaat van 15 jaar studie en wetenschappelijk onderzoek gebaseerd op de eeuwenoude qigong praktijk uit de Chinese geneeskunde, bewezen effectief voor kinderen van 0-12j.

Ouders getuigen dat hun kinderen:
minder agressief zijn en minder woede uitbarstingen hebben, beter slapen, makkelijker zindelijk worden, spraak en sociale vaardigheden verbeteren, zich openen voor de wereld en tenslotte hun ontwikkelingsachterstand inhalen.

Qigong massage wordt in China al honderden jaren toegepast voor het bevorderen van het welbevinden en een goede gezondheid, alsook bij het behandelen van verschillende aandoeningen. Met dit boek kunnen ouders een eenvoudige Qigong Sensorische Therapie (QST) massage aanleren die speciaal werd ontwikkeld voor kinderen met een autisme spectrum stoornis.

De QST-massage wordt in dit boek stap voor stap uitgelegd. Op de bijgevoegde online videofilmpjes kan je de bewegingen bekijken. Op deze manier hebben ouders een heldere gids in handen om het QST-protocol op succesvolle wijze in de dagelijkse routine van hun kind op te nemen.

Dit specifieke programma bestaat uit een vijftien minuten durende dagelijkse massage die zeer effectief blijkt te zijn wanneer deze minimum 5 maanden wordt gegeven. De massage verbetert aanzienlijk het gedrag en de gemoedsgesteldheid, slaappatroon, taalgebruik en sociale vaardigheden van het kind. In dit boek vind je dieetinformatie en handige vragenlijsten om de vooruitgang van je kind op te volgen.

"QST gaf me niet alleen de sleutel maar zwaaide de deur wijd open naar de kleine jongen die binnenin zichzelf opgesloten zat. Ik had nooit durven dromen dat hij zo afgestemd, zo vocaal, zo nieuwsgierig, zo liefdevol, zo bewust en gelukkig zou kunnen worden als hij nu is. Alle lof voor deze Qigong massage. Het heeft letterlijk onze levens veranderd."

- Karen, mama van een jongetje met autisme

Van Dr. L. Silva is reeds verschenen:

Qigong at Home (social story for verbal children); Guan Yin Press, LLC, 2008.
My Qigong Book (social story for non-verbal children); Guan Yin Press, LLC, 2008.
Good Job! Helping Families with Autism - DVD; Guan Yin Press, LLC, 2010.
Self-care Qigong - DVD; Guan Yin Press, LLC, 2010.
The Little Chinese Medicine Book for Children with Down Syndrome; Guan Yin Press, LLC, 2010.
Little Chinese Medicine Book for Children with Down Syndrome - eBook; Guan Yin Press, LLC, 2010.
Helping Your Child with Autism, A home Program from Chinese Medicine; Guan Yin Press, LLC, 2010.
Qigong Massage for your Child with Autism, A home Program from Chinese Medicine; Jessica Kingsley Publications, 2011.
Qigong at Home (social stories series) - eBook; Guan Yin Press, LLC, 2015.
My Qigong Book (social stories series) - eBook; Guan Yin Press, LLC, 2015.
打开自口心口的手 平装*(Chinees)* – eBook; Guan Yin Press, LLC, 2016 年8月1日
My Child's First Year of Massage: A Parent Workbook; Louisa Silva and Pam Tindall; Guan Yin Press, LLC, 2016.

Vertalingen

Qigong für zu Hause (Duits) - eBook; Guan Yin Press, LLC, 2010.
Qigong á la maison (Frans) - eBook; Guan Yin Press, LLC, 2010.
Qigong em Casa (Portugees) - eBook; Guan Yin Press, LLC, 2010.
家庭气功 方医学来帮助您的孩子 *(Chinees)* - eBook; Guan Yin Press, LLC, 2010.
Qigong nella Casa (Italiaans) - eBook; Guan Yin Press, LLC, 2010.
Qigong en Casa (Spaans) - eBook; Guan Yin Press, LLC, 2010.
Čigong masalas namuose (Litouws) - eBook; Guan Yin Press, LLC, 2010.
Mijn Qigong Boek (Nederlands) - eBook; Guan Yin Press, LLC, 2016.
Qigong Thuis (Nederlands) - eBook; Guan Yin Press, LLC, 2016.
Sensorische Behandeling van Autisme, Effectief bewezen wetenschappelijk QST methode. Hoe kan ik zelf mijn kind helpen?; Guan Yin Press, LLC, 2017.
Sensorische Behandeling van Autisme, Effectief bewezen wetenschappelijk QST methode. Hoe kan ik zelf mijn kind helpen? - eBook; Guan Yin Press, LLC, 2017.
La première année de massage QST pour mon enfant. Manuel d'activités QST pour les parents; Guan Yin Press, LLC, 2017.

SENSORISCHE BEHANDELING VAN AUTISME

DR. LOUISA M. SILVA

WIJSHEID UIT DE CHINESE GENEESKUNDE
VOOR KINDEREN TOT EN MET 12 JAAR

Qigong Sensory Training Institute
Salem, Oregon

Qigong Sensory Training Institute
PO Box 92 McMinnville, OR 97128 - www.QSTI.org

ISBN: 978-0-9821280-7-7

Het Qigong Sensory Training Instituut (QSTI) is een vereniging zonder winstoogmerk gewijd aan het bevorderen van opleiding en onderzoek naar Qigong massage behandelingen voor kinderen met een handicap. De opbrengst van de verkoop van dit boek gaat integraal naar het Qigong Sensory Training Instituut. Guan Yin Press, QST Massage en de bijbehorende logo's zijn handelsmerken die behoren tot LMT Silva.

Qigong Sensory Training Institute
Post Office Box 92,
McMinnville, Oregon, USA

"Nu ontwaken de oren van mijn oren en nu
worden de ogen van mijn ogen geopend."

uit "Ik dank U God voor deze meest geweldige dag"
E.E. Cummings

8

Inhoud

WELKOM

Door dit boek op te pakken heb je de eerste stap gezet van een prachtige reis die een significant positief effect zal hebben op je kind en je gezin in de strijd met autisme. Eeuwenlang heeft de Chinese geneeskunde zieke kinderen behandeld met massage en aangepaste voeding. Op de volgende pagina's zal je een 15 minuten durende eenvoudige massage-protocol aanleren dat het zenuwstelsel van je kind zal openen en hem zo zal helpen om zich meer bewust te worden van de wereld om hem heen. Wanneer dagelijks toegepast over een periode van vijf maanden, zal de massage de symptomen voor autisme merkbaar verminderen en de slaap en spijsvertering verbeteren. Onderzoek toont aan dat dit programma - in combinatie met een aantal eenvoudige voedingsaanpassingen en bescherming tegen giftige stoffen - lichaam, geest en emoties van je kind versterkt en hem of haar naar een meer normale ontwikkeling leidt.

De Chinese geneeskunde biedt veel verschillende huiselijke massageprogramma's voor verschillende ziektes en handicaps bij kinderen. Dit boek beschrijft een protocol dat door wetenschappelijk onderzoek is aangetoond dat het resulteert in een aanzienlijke vermindering van autistische symptomen bij kinderen tot 12 jaar. Het is echter belangrijk er op te wijzen dat QST niet geschikt is voor kinderen met andere ernstige medische aandoeningen zoals epilepsie of ernstige emotionele stoornissen. Het is evenmin bewezen dat dit de optimale massage-behandeling is voor oudere kinderen met autisme.

Maar wanneer ouders van kinderen met autisme of zintuiglijke problemen jonger dan 12 jaar deze 15 minuten durende eenvoudige massage dagelijks geven, rapporteren ze dat binnen de paar maanden stemming en gedrag was verbetert, sociale en taalvaardigheden waren vergroot en de stress van de zorg voor het kind met autisme significant was verminderd.

Ons vroegste onderzoek maakte gebruik van getrainde therapeuten die meteen samenwerkten met de families die deelnamen aan de studies. Dit werk gebeurde onder begeleiding en was inclusief twintig opeenvolgende bezoeken waarbij de therapeut de massage toediende bovenop de dagelijkse massage door de ouders thuis gegeven. De kinderen in de studie vertoonden allen significante verbetering. Vervolgens lanceerden we studies waarbij ouders training en coaching kregen van een therapeut maar de massage volledig zelf uitvoerden. Opnieuw verkregen we fascinerende en positieve resultaten. In de loop der jaren hebben we de details voortdurend geperfectioneerd om zo een programma te creëren dat ouders in staat stelt om dezelfde positieve resultaten te behalen als die van de gezinnen in onze eerste studies.

Iets nieuws leren verloopt via een natuurlijke leercurve. We hebben veel informatie in dit boek samengebracht opdat het een compleet referentiewerk zou zijn, het kan dus best zijn dat je wat overweldigd bent wanneer je het boek voor de eerste maal sluit. Geef vooral niet op, het wordt makkelijker. Dit programma is verrassend eenvoudig. De meeste mensen die dit boek aanschaffen hebben geen ervaring met of kennis van Qigong massage. Het kan een tijdje duren, maar als je doorzet dan zal het je tweede natuur worden. We zijn erg enthousiast om dit programma voor iedereen beschikbaar te maken. Voordat dit handboek er was waren we enkel in staat om families te helpen in onze relatieve nabijheid. Nu kunnen wij het je aanbieden waar je ook bent. We wensen je alle succes toe. Als je problemen of vragen hebt dan vind je de contactgegevens in het hoofdstuk Extra middelen. Schrijf of mail ons of bezoek onze website. We willen jou en je kind helpen om zijn of haar potentieel te vergroten zodat hij of zij mee kan in wat de wereld te bieden heeft.

Nota:

De studies besproken in dit boek betreffen kinderen tot en met 12 jaar. Hoewel we anekdotisch bewijs hebben dat aantoont dat de massage werkt voor oudere kinderen hebben we geen empirisch bewijs om eventuele claims hieromtrent te ondersteunen. Onze algemene verwachting voor +12-jarige kinderen is dat de massage even succesvol zou zijn.

INTRODUCTIE

HAAL HET MAXIMUM UIT DIT BOEK

Met de QST therapie die in dit boek beschreven is kun je bewezen resultaten behalen voor je kind met autisme. Ouders die succesvol waren leerden de massage aan, integreerden het in de dagelijkse routine van hun kind en gaven de massage dagelijks gedurende vijf maanden. Naargelang de weken verstreken, boekten de kinderen vooruitgang. Ze vroegen al snel zelf naar de massage en ouders konden genieten van hun dagelijks intiem momentje samen.

Je kunt echter nóg meer vooruitgang boeken als je als ouder de massage weet aan te passen aan de reacties van je kind. Hoe meer en hoe preciezer je de massage aanpast aan de behoeften van je kind, hoe groter het resultaat. Tijdens de wetenschappelijke studies werden ouders ondersteund door professioneel getrainde QST-therapeuten om hen te begeleiden bij de wisselende reacties van hun kind. Deze waren *hands-on* professionals die regelmatig bij de ouders langsgingen om hen te coachen en hun technieken te verbeteren.

Hoewel we ons uiterste best hebben gedaan om elke stap in dit boek duidelijk te beschrijven, beseffen we ook dat sommige mensen die dit boek lezen, geen toegang zullen hebben tot professionele begeleiding. Om die reden willen we je motiveren om andere ouders met kinderen met autisme te benaderen en om samen een oudergroep op te starten. Zo kunnen jullie samen al de stappen van de massage leren, informatie en bevindingen delen, elkaar feedback geven terwijl jullie je vaardigheden aanscherpen. Het zal je ook helpen om de eerste moeilijke weken door te zetten totdat je tastbare resultaten begint te zien.

Het is goed om voor de groep een specifieke doelstelling te hebben. Uiteraard heeft elke groep zijn eigen doelen en cultuur. Misschien vormen jullie een groep enkel om een aantal objectieven te bereiken om vervolgens de groep te ontbinden. Of je maakt nieuwe vrienden die deze ontdekkingsreis samen met jou willen maken, elkaar helpen en ondersteunen en waardoor jullie samen het doel van dit programma kunnen overstijgen.

Hier zijn enkele doelstellingen die we kunnen aanbevelen:

- breng in eerste instantie de groep samen om de online videofilmpjes te bekijken. Tracht het zo te organiseren dat er enkel volwassenen aanwezig zijn, zodat de focus volledig op het kijken naar de filmpjes kan liggen.
- zorg ervoor dat iedereen een eigen boek heeft. Het is ook beter als iedereen het boek al een keer gelezen en de filmpjes bekeken heeft. Maar het is geen voorwaarde.
- vraag om bij appendix C de drie belangrijkste zaken te noteren die ze willen verbeteren. (Bv. Slaapt de nacht door, reageert op zijn naam, minder agressief,…)
- na het bekijken van de 12 bewegingen op de filmpjes, verdeel je de groep in groepjes van twee of vier om de massage op elkaar te oefenen. Gebruik hierbij het overzichtsblad op het einde van het boek.
- zorg ervoor dat iedereen aanwezig minstens één keer een massage kan geven en een keer een massage kan ontvangen. Gebruik de checklist voor bewegingen in appendix A als een gids om elkaar te verbeteren en bij te sturen.
- neem de tijd na de praktijk om notities te vergelijken en om vragen en observaties te bespreken.
- spreek een week later samen met de groep of in kleine groepjes terug af om elkaar de massage nog een keer te geven. Gebruik de bewegingen-checklist en het overzicht om je ervan te vergewissen dat de massage correct wordt uitgevoerd.
- noteer samen in je agenda een aantal tijdstippen waarop je het boek nog eens herleest en de beweging in de checklist herbekijkt om eventuele problemen op te lossen.

Deze praktijk en feedback zal ertoe bijdragen dat de deelnemers klaar zijn om zelfstandig thuis van start te gaan. Dat moet eerst met een partner of met een normaal ontwikkelend kind alvorens te starten met hun kind met autisme. Het is ook aangeraden om eerst het hele boek gelezen te hebben voordat je begint. Geef vooral veel aandacht aan de stap voor stap uitleg en instructies in hoofdstuk 4. Als je enkel van start gaat met de informatie die je verkreeg op een ouderbijeenkomst dan mis je de cruciale informatie die van belang is om succesvol deze methodologie toe te passen.

Bijeenkomsten, één of twee keer per maand, zijn nuttig omdat ouders die voortgang zien andere ouders zullen inspireren om door te zetten. De groep zal je ook helpen om op die dagen wanneer je eventjes geen zin hebt, toch door te zetten omdat je weet dat je de komende week verslag zult uitbrengen over hoe het gaat, waardoor je blijft leren van elkaars ervaringen en inzichten. Regelmatig contact tussen de leden van de groep buiten de bijeenkomsten kan zeer nuttig zijn en ondersteuning bieden.

Ieder kind zal anders reageren op de massage therapie en zal zich op zijn eigen tempo ontwikkelen.

Er gaat heel veel informatie gedeeld kunnen worden en je zal voortdurend herinnerd worden aan iets wat je allang weet: elk kind is uniek. Zorg ervoor dat iedereen de ontwikkelingschecklist uit appendix C invult. De mate van vooruitgang is niet hoe snel of hoe langzaam je kind verbetert in vergelijking met iemand anders, maar in vergelijking met zijn eigen, persoonlijke vertrekpunt.

HOOFDSTUK I

OOSTERSE ZIENSWIJZE
EN DE BEHANDELING VAN AUTISME

De uitdrukking "goed in je vel zitten" is erg oud en bestaat in vele talen. Het vertelt ons iets over hoe we als mens functioneren en hoe we in relatie staan tot mekaar. Iemand die goed in zijn vel zit is zowel comfortabel en ontspannen met zichzelf als in gezelschap. Het idee om comfortabel ontspannen te zijn met onszelf en met anderen omvat al onze zintuigen, omdat we gebruik maken van al onze zintuigen om onze Zelf te leren kennen en ons te verhouden tot en tegenover anderen. Kinderen op het autismespectrum voelen zich niet goed in hun vel. Massage is een manier om hen hun comfort terug te schenken.

QI, ONZE LEVENSENERGIE

De qigong massage die je dankzij dit boek zult leren is gebaseerd op eeuwenoude Chinese inzichten over energie en hoe die in het lichaam werkt. Om de massage goed te kunnen uitvoeren is het belangrijk om enkele van die Chinese concepten te begrijpen. Je zult het woord "Qi" of "Chi" (tschii) of energie leren gebruiken en ook het gerelateerde "Qigong" (tschii koeng) wat werken met energie via oefening of massage betekent. Wanneer we beweren dat we weinig energie hebben, dan betekent dit dat we weinig qi-energie of levenskracht hebben. Qigong kan de kwaliteit hiervan verbeteren en de kwantiteit van onze levenskracht verhogen.

Eén van de meest waardevolle dingen die Qigong doet is onze circulatie verbeteren. Dit komt omdat qi-energie en circulatie nauw gerelateerd zijn. We verhogen onze Qi-energie en daardoor verbeteren we onze circulatie.

De specifieke vorm van Qigong-massage die we aanbevelen is Qigong Sensorische Therapie, of QST in het kort. Het is één van de honderden massage-routines die in de Chinese geneeskunde gebruikt worden om ziektes te behandelen en wordt specifiek gebruikt bij autisme en sensorische problemen.

In het Westen, wordt het concept van "levensenergie" gezien als iets wazigs en mysterieus. Niet zo in China, waar de energie van het lichaam al meer dan 3.000 jaar wordt bestudeerd. Wanneer iemand zijn algehele gezondheid wil verbeteren (qi en circulatie), dan zijn daar qigong oefeningen en massages voor. Wanneer iemand bv. zijn spijsvertering wil verbeteren, dan gebruikt men daar Qigong oefeningen en een aangepast dieet voor.

Net zoals de aarde, hebben ook wij een elektromagnetisch veld. Onze energie circuleert voortdurend in dit veld, van onze kruin langs de zijkanten van ons lichaam naar beneden naar onze handen en voeten en dan terug naar boven langs de binnenkant van ons lichaam naar ons hoofd. Wanneer onze energie stroomt helpt het ons bloed te circuleren tot in al onze weefsels.

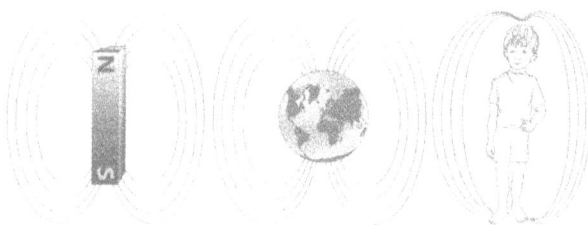

Wanneer we gezond zijn hebben we volop energie en een goede circulatie. Bij ziekte hebben we problemen met onze energie en dus ook met de circulatie ervan. Wat ouders over Qigong massage moeten leren is niet moeilijk, je zult versteld staan over hoe goed het aansluit bij wat je nu al dagelijks ervaart bij het autisme van je kind.

We hebben vele kinderen met autisme behandeld waarvan de ouders de concepten rond energie en circulatie hebben geleerd om dagelijks te gaan gebruiken en zo hun kinderen te helpen. Ook al is het concept van energie nieuw voor velen, weten we dat het werkt, ongeacht of we het kunnen herkennen of begrijpen. Het lichaam van onze kinderen gedraagt zich net zoals in de Chinese geneeskunde is beschreven. Eens je het lichaam kunt zien volgens de termen van energie en circulatie, zal de massage geruststellend voorspelbaar worden.

We doen ons best om in dit boek duidelijke en eenvoudige instructies te geven voor de massage en alert te zijn voor reacties van je kind. Nadat je de massage een aantal keer hebt gegeven, zal je zien dat je kind de reacties beschreven in dit boek stilaan zal gaan vertonen, en zo zullen de instructies steeds zinvoller worden. Reageert je kind niet zoals beschreven in het boek dan is daar een reden voor, neem dan contact met ons op en we zullen samen met jou naar een oplossing zoeken.

ENERGIEBANEN

Eens je begrepen hebt dat ons lichaam een energieveld heeft, dan is het niet zo moeilijk om te begrijpen dat er binnenin dat energieveld een systeem van energiebanen loopt die we meridianen noemen. Het zal je misschien verbazen dat er een kaart bestaat waarop deze energie meridianen/kanalen uitgetekend staan, en dat de exacte ligging ervan al duizenden jaren gekend is in de Chinese geneeskunde. Het lijkt op een web van rivieren die van noord naar zuid en van oost naar west stromen en zo via het bloed levensenergie naar al onze weefsels voeren. We gebruiken deze kaart om te bepalen waar er zich problemen voordoen wanneer we Qigong massage gebruiken.

De energie die door de meridianen stroomt stuurt bloed in en uit de kleine capillairen die voedingsstoffen levert tot in de weefsels. Wanneer een meridiaan in een bepaald gebied verstopt is, dan zal dit gebied een slechte circulatie hebben en zal het na een tijdje niet goed meer aanvoelen. Wanneer, bijvoorbeeld, de circulatie naar de hoofdhuid geblokkeerd is, dan zal het moeilijk zijn om het haar van je kind te knippen. Wanneer de meridianen die bloed tot in de vingers brengen geblokkeerd zijn dan zal het moeilijk zijn om de vingernagels te knippen. In deze twee voorbeelden werkt de Qigong massage door de blokkade in de energiekanalen weg te nemen en zo de circulatie te herstellen en het gevoel te verbeteren.

*"In termen van wat er tijdens de
oudertraining werd gezegd over zijn
moeilijkheden: alles evolueerde exact zoals
het werd aangekondigd, vooral de
gevoeligheid in zijn vingers en de evolutie
van zijn spraak. We kunnen nu zelfs zijn
nagels knippen. Persoonlijk ben ik grote fan
van de qigong omdat het niet invasief of
eng is, het is gewoon een massage."*

- Tom's vader

Het is dus makkelijk te begrijpen waarom Qigong massage de voorkeur krijgt als behandelingsmethode voor kinderen. QST is vooral effectief bij jonge kinderen, omdat hun systeem nog in volle ontwikkeling is en de genezende aanraking van een ouder een sterk positief effect heeft op problemen op zowel het huidoppervlak als diep binnenin.

DRIE ENERGIEBRONNEN

Er is nog een begrip uit de Chinese geneeskunde dat ons zal helpen de Qigong massage beter te begrijpen alsook de reacties van onze kinderen hierop. Het heeft te maken met de bronnen van de elektromagnetische activiteit in ons lichaam. Net als het elektromagnetisch veld van de aarde een bron heeft, de gesmolten kern, zo heeft ons elektromagnetisch veld ook een bron. Eigenlijk hebben wij drie bronnen. Diep in het hoofd, de borst, en de buik bevinden zich gebieden van geconcentreerde energie die we in het Chinees met *dantien* aanduiden. Dit zijn onze diepe bronnen en reserves voor onze mentale, emotionele en fysieke energie. Hoewel we het concept van energiebronnen in het Westen niet kennen en deze ook niet op kaart zetten zoals de Chinezen het doen, maken wij ook een onderscheid tussen mentale, emotionele en fysieke energie. We beseffen dat onze mentale energie zich in het hoofd situeert, onze emotionele energie rond het hart en onze fysieke energie ergens in onze buik huist. We zijn ons ervan bewust wanneer onze reserves worden aangeboord en we mentaal, emotioneel of fysiek uitgeput raken.

*Wanneer het op energie aankomt dan is
"zien, geloven". We willen niet dat je
zomaar iets van ons aanneemt, dus houd
een open geest, volg onze instructies,
observeer je kind en oordeel zelf.*

De Chinese geneeskunde leert ons wanneer we een al tijdje ziek zijn uiteindelijk onze reserves aangesproken worden en uitgeput of leeg geraken. Qigong oefeningen en massages bieden ons een manier om onze energiebronnen weer te herstellen en aan te vullen. Tijdens de vijf maanden van dit programma zullen ouders dit ook voor hun kinderen doen door liefdevol een hand op hun voorhoofd, hart of buik te leggen tijdens de massage. Kinderen zullen evenzeer de handen van hun ouders zonder woorden begeleiden naar de gebieden die gevuld moeten worden.

Eén van de grootste voordelen van ouders die hun kind Qigong massage geven, is dat de ouder en kind dezelfde energie hebben. Wanneer een ouder zijn kind energie geeft, dan is het alsof hij zijn kind een bloedtransfusie geeft met perfect passend bloed, het kind krijgt exact wat het nodig heeft zonder vervelende bijwerkingen. Dit en de liefde van ouders voor hun kind maken dat de Qigong massage door een ouder gegeven effectiever is dan een Qigong massage gegeven door een professionele therapeut. Dit is één van die gevallen waarbij jij écht de beste dokter kunt zijn voor je kind.

ENERGIE EN AUTISME

Laat ons nu naar een paar verschillende vormen van autisme kijken om te begrijpen wat fysieke energie te maken heeft met autisme. In de regressieve vorm van autisme ontwikkelt een kind zich normaal tot zijn tweede levensjaar, en dan stopt het plots met oogcontact te maken, zijn spraak stagneert en er is een regressie in autisme. Aan de andere kant, bij de non-regressieve vorm, kan het kind zich normaal ontwikkelen tot op een bepaald ogenblik de ontwikkeling vertraagt of uitdooft. Wat gebeurde er met de energie? Hoe was de energie wanneer het kind zich normaal ontwikkelde? Wat gebeurt er juist wanneer die ontwikkeling stopt?

Volgens de Chinese geneeskunde zou de energie van het kind, voordat het autisme kreeg, vrij en overvloedig stromen van de top van het hoofd naar de toppen van de vingers en de tenen, het hoofd koel houdend, de ogen en de oren geopend, de vingers en de tenen comfortabel, en ervoor zorgend dat het bloed tot in elke cel van zijn organen terechtkomt om een gezonde en normale ontwikkeling te garanderen.

Bij elke situatie van ziekte of pijn in het lichaam, zal de arts die volgens de Chinese geneeskunde werkt een diagnose van een blokkade in energie en circulatie in het lichaam vaststellen. De behandeling zal er op gericht zijn de blokkade te verwijderen, de energiebanen terug te openen en de circulatie te herstellen. Bijzondere aandacht gaat dan uit naar de specifieke situering van deze blokkades.

In onze beide voorbeelden, regressief en non-regressief, toen het kind autisme ontwikkelde, blokkeerde de energie en de circulatie in het hoofd en de nek. Het hoofd was niet langer helder, de ogen en de oren waren niet meer op elkaar afgestemd. Verder naar beneden achter de blokkade, verminderde de circulatie naar de vingers en de tenen en stopte het normale aanvoelen van de huid. De circulatie naar het brein en de organen kwam onder druk te staan en de ontwikkeling vertraagde. Hoe erg deze blokkades ook zijn, ze kunnen omgekeerd worden.

Bij autisme zijn er redelijk wat blokkades in de kanalen waar qi-energie door stroomt, vooral in de regio's waar de zintuigen zich openen naar de wereld om ons heen. Door deze blokkades werken de zintuigen niet meer naar behoren en verliest het kind nauwkeurige informatie over de wereld om hem heen. Deze verschillende zintuiglijke problemen leiden tot verontrustend gedrag en een beperkt vermogen om te leren en te communiceren. Naast de blokkades en de mate van energietekort in de bronnen en reservoirs, hebben kinderen met autisme geen krachtige gezondheid zoals we deze zien bij een neuro-typisch kind.

Qi betekent energie
Gong betekent geschoold werk of ambacht
Qigong betekent werken met energie

De kernverwezenlijking van deze massage is deze blokkades weghalen en de kanalen terug op te vullen met qi-energie. Naarmate je verder vordert door dit boek leer je de blokkades te herkennen wanneer ze zich voordoen. Je zult technieken aanleren om te weten wanneer en hoe je kind te helpen met het aanvullen van energie en bloed in de lege gebieden. De oorzaken van deze blokkades zullen we in een later hoofdstuk bespreken, maar het spannende is dat qigong massage de sensorische blokkades heel effectief kan verwijderen. Dankzij de qigong massage hebben veel ouders hun kind kunnen helpen om zich te openen voor de wereld om hen heen.

Beeld je even een weelderig stromende rivier met een grote delta in. Als je hogerop in de rivier een dam bouwt dan zal verderop in lager gelegen gebied de rivier uitdrogen. Er zal nog wel van alles groeien maar de natuur zal belemmerd zijn en de streek zal niet meer bloeien als voorheen. Het energiesysteem dat voor een rijke bloedstroom doorheen ons lichaam zorgt werkt op dezelfde manier. Eens we de dammen afbreken en de reservoirs weer bijvullen in een kind met autisme dan kan de normale groei in verschillende gebieden weer oppikken.

Bedenk je dat autisme geen genetische afwijking is zoals bij het syndroom van Down; de manifestaties van de handicap zijn vaak zeer wisselend. Met andere woorden, is de diagnose voor autisme enkel maar een momentopname in de tijd toen je kinds ontwikkelingsmijlpalen achterop lagen. En het gereedschap is letterlijk voor handen.

We hebben ondervonden dat het 2 maanden duurt vooraleer de massage een dagelijkse routine wordt in het gezin en ouders met gemak de concepten uitgelegd in dit boek kunnen toepassen. Tegen die tijd, is de massage een aangenaam en ontspannend moment op de dag voor zowel ouder als kind. Tijdens onze wetenschappelijke studies meldden ouders die het 5 maanden durende programma afwerkten over heel de lijn een significante daling in stress door de afname van het autistisch gedrag in hun kind. Als je doorzet en voorbij de initiële leercurve kunt komen dan zijn zulke resultaten ook voor jouw kind mogelijk.

DE OORZAKEN VAN AUTISME BEHANDELEN MET QIGONG MASSAGE

Volgens de Chinese geneeskunde is er voor elke fysieke ziekte een probleem met de energiebanen. Bijvoorbeeld wanneer je pijn hebt in de schouder en je arm niet meer kunt optillen, gaan we kijken of er geen blokkades zitten in de energiebanen die door de schouder lopen. Eens we de probleemplek gevonden hebben gaan we deze zachtjes masseren en kloppen en brengen al kloppend de energie naar beneden naar de hand. Het werkt net zoals lang haar ontwarren, je blijft er keer op keer over gaan tot alle knopen er uit zijn.

Dus een van de eerst vragen bij autisme is, "Waar zitten die blokkades dan?" Want die willen we vinden en wegwerken. Of je nu in energieblokkades geloofd of niet, wanneer je toch probeert om ze weg te werken dan zie je ze voor je ogen wegsmelten.

Qigong massage werkt anders dan de klassieke massage. Het volgt de energiekanalen in plaats van het lymfe drainage systeem en zorgt voor blijvende verbetering in plaats van tijdelijke verlichting, en omdat de massage met energie werkt heeft het een effect op de hele persoon in plaats van afzonderlijke plekken.

Eén van de meest opvallende verschillen is dat bij qigong massage de richting waarin je werkt van groot belang is; we werken steeds neerwaarts van het hoofd naar de handen en de voeten.

De eerste stap in het leren werken met qigong voor je kind is een begrip opbouwen van autisme symptomen in relatie tot hoe de qigong massage deze zal aanpakken. Dit algemene begrip is van belang zodat je makkelijker de reacties van je kind op de massage kunt begrijpen en je hieraan aanpassen.

DE SYMPTOMEN VAN AUTISME BEHANDELEN

SENSORISCHE PROBLEMEN

Wetenschappelijk onderzoek leert ons dat de ontwikkelingsachterstand bij kinderen met autisme gepaard gaat met een sensorisch zenuwstelsel dat uit balans is - huid, ogen, oren en neus reageren niet zoals dat bij de rest van het gezin gebeurt. Kinderen met autisme merken soms niet wanneer iemand tegen hen praat. Hun perceptie van een lichte aanraking of pijn kan totaal buiten proportie zijn en dit op verschillende plekken op hun lichaam. Dingen die goed zouden moeten voelen (bv. een hand geven, een knuffel krijgen), voelen niet goed, en zaken die pijn zouden moeten doen (bv. schaafwonden, snijwonden of brandwonden), doen geen pijn. Uiteindelijk is de positieve affirmatie van goed voelen die zou moeten komen wanneer we bij onze geliefden zijn niet aanwezig en sociale interacties zijn moeilijk.

Omdat de zintuigen uit balans zijn werken ze ook niet meer optimaal samen. Voor een kind met autisme is het moeilijk om één stem of gezicht te onderscheiden uit een zee van andere geluiden en mogelijkheden. Dan is het ook moeilijk oriënteren en het hoofd draaien om iemand aan te kijken en te luisteren. Hét kenmerk van autisme, het gebrek aan oogcontact komt dan ook voort uit een sensorisch zenuwstelsel dat niet werkt zoals het zou moeten.

Oogcontact is van belang bij communicatie. Communiceren zonder oogcontact is als telefoneren met een lijn die steeds wegvalt - het is moeilijk om zo informatie door te geven. Zonder oogcontact is communicatie een eeuwig durende strijd. Geen wonder dus dat taal en sociale vaardigheden zo moeilijk zijn voor kinderen op het spectrum. Hoe kunnen we het sensorische zenuwstelsel helpen zodat het kind zich op een natuurlijke wijze met zijn omgeving kan verbinden?

QIGONG MASSAGE EN SENSORISCHE PROBLEMEN

De qigong massage die in dit boek beschreven staat herstelt de pijn sensatie en het goed gevoel in alle zintuigen. De informatie van huid, ogen en oren is nu niet meer contradictorisch en begint weer samen te vallen. De zintuigen werken samen en het kind begint te begrijpen wat de mensen om hem heen allemaal doen. Hij is nieuwsgierig en begint verbinding te maken door middel van oogcontact en gebaren en/of taal.

Eens de zintuigen weer optimaal samenwerken, beginnen de autisme kenmerken één voor één te verminderen. Het kind focust beter en is aandachtig voor wat er om hem heen gebeurt. Zonder de aanhoudende sensorische overbelasting kan het kind meer ontspannen sociale interactie ervaren. Spelen met andere kinderen is leuk en sociaal leren gebeurt op een natuurlijke manier in de dagelijkse interacties.

STRESS EN RELAXATIE PROBLEMEN

Ons zenuwstelsel is geprogrammeerd om met twee tegengestelde manieren op onze omgeving te reageren: stress en ontspanning. Stress wordt uitgelokt door ongemak, en is de reden waarom een baby huilt wanneer zij honger of een natte luier heeft. Stress wordt aangedreven door het *sympathisch zenuwstelsel*. De andere reactie is ontspanning en wordt uitgelokt door een gevoel van welbehagen, wanneer de baby eten of een knuffel krijgt. Wanneer we ontspannen zijn, staan we open voor de wereld om ons heen. Omdat zij een jong zoogdier is komt het welbehagen voort uit het gevoel van veiligheid van de groep waardoor zij kan ontspannen en genieten van het samenzijn. Deze relaxte staat maakt dat zij zich kan verbinden met familie, haar eten goed kan verteren, sociaal kan zijn met anderen en 's avonds in slaap kan vallen. Ons gevoel van rust wordt aangedreven door ons *parasympatisch zenuwstelsel*.

Wat gebeurt er dan bij autisme? Kinderen op het autisme spectrum verdragen heel moeilijk verandering. Dagdagelijkse veranderingen zijn moeilijk om dragen en de kleinste verandering in routine kan een inzinking (meltdown) uitlokken. Onderzoek wijst uit dat dit komt doordat bij autisme het parasympatisch zenuwstelsel onderontwikkeld is. Zonder zijn kalmerende invloed slaat het kinds zenuwstelsel al snel door naar stress en weet het niet hoe te ont-stressen.

Van bij de geboorte ervaren we vele kleine stress momenten en leren we van onze ouders hoe weer tot rust te komen. Wanneer onze baby een ongemak heeft dat niet direct kan worden weggenomen dan zal zij niet meteen tot rust komen wanneer het ongemak weg is. Neen, zij heeft het liefdevolle wiegen en knuffelen nodig, een sussende ouder, om weer rustig te worden. Dit activeert het parasympatisch zenuwstelsel en de rust keert weer. Bij het ouder worden leert zij om zichzelf te sussen en zo haar eigen parasympatisch zenuwstelsel aan te spreken. Zij kan nu beter met veranderende situaties omgaan en zodra zij haar noden en behoeften duidelijk en beter kan communiceren, kan zij haar situatie bijsturen in functie van wat zij nodig heeft. Tegen de tijd dat zij naar de kleuterklas gaat kan zij rustig en open blijven naar haar omgeving toe, ook wanneer er voortdurend van alles verandert in haar omgeving.

We zien dat kinderen met autisme deze vaardigheid om zelf tot rust te komen niet hebben geleerd tijdens hun eerste levensjaar. En kleine wijzigingen in hun routine kunnen een woedeaanval uitlokken. Het is moeilijk om het kind te sussen en de woedeaanvallen kunnen lang en luid zijn. De stress heeft een effect op gans de familie.

Daar bovenop moeten ouders ook nog eens omgaan met de commentaren op het "onaangepast" gedrag van hun kind door onwetende buitenstaanders. Publieke situaties, zoals bv. in een supermarkt, waar het kind om moet gaan met ongekende stimulatie en verandering waar ouders vaak geen invloed op hebben, kunnen uitermate stresserend zijn.

QIGONG MASSAGE EN STRESS EN RELAXATIE PROBLEMEN

Qigong massage activeert het zelfregulerend systeem in het lichaam dus ook de capaciteit om zelfstandig weer tot rust te komen. Met het vermogen om rustig te blijven kan het kind beter omgaan met de dagdagelijkse veranderingen en schakelingen. Zodra de massage haar helpt om zich beter te gaan voelen in haar lichaam, leert zij haar behoeften te herkennen en deze te communiceren waardoor hij stress reacties minder en minder voorkomen. Na verloop van tijd zal haar capaciteit om zelfstandig tot rust te komen zich verankeren in haar zenuwstelsel en leert zij haar emoties en stress niveau zo te reguleren dat ze een passend antwoord zijn op haar behoeften en de situatie waarin zij zich bevindt.

REPETITIEF EN ZELF VERWONDEND GEDRAG

In ons werk met autistische kinderen, zien we vaak *zelf verwondend* gedrag zoals zichzelf bijten, knijpen of headbangen als een reactie op sensorische informatie die "verkeerd" binnen komt. Terwijl het zelf verwondend gedrag een poging is om de sensatie te dempen of te stoppen, is repetitief gedrag, zoals schommelen, een poging tot zelfregulatie om tot rust te komen.

Andere *repetitieve handelingen* zoals het voortduren aan en uit zetten van een lichtschakelaar of het sorteren en uitlijnen van speelgoed, zijn zoals de naald van een langspeelplaat die is blijven steken. Door handelingen te oefenen leren kleine kinderen voorspelbare elementen in hun omgeving te manipuleren en begrijpen. Ze oefenen een vaardigheid tot ze die beheersen en gaan dan verder naar de volgende. Kinderen met autisme starten hiermee, maar, doordat hun sensorische beleving verstoord is, kunnen zij zich echter niet focussen op de eigenlijke beleving ervan. Hierdoor leren zij nooit voldoende om het gedrag af te ronden en naar het volgende door te groeien.

QIGONG MASSAGE EN REPETITIEF EN ZELF VERWONDEND GEDRAG

Eens het sensorisch zenuwstelsel weer normaal functioneert, zal het onbehaaglijke sensorische gevoel verminderen en het zelf verwondend gedrag zal stoppen. En, omdat de zintuigen zich openen en het kind zich bewust wordt van wat zij doet tijdens het repetitief gedrag, leert zij uit haar ervaring en kan zij doorgroeien naar de volgende stap. Dus ondanks dat zij een ontwikkelingsachterstand heeft in vergelijking met wat zij zou moeten kunnen op haar leeftijd, zit zij niet meer vast in dezelfde routine.

WOEDE AANVALLEN EN INZINKINGEN

Elke ouder verwacht een aantal opstandige buien van hun kleuter, maar ouders van een autistisch kind maken vaak onderscheid tussen woede aanvallen - dewelke bij autisme veel frequenter, langer en makkelijker voorkomen - en inzinkingen. Voor deze ouders is een inzinking een situatie waarbij het schreeuwen en om zich heen slaan escaleert, het kind bevindt zich vaak op de grond en het duurt erg lang voordat de bui over is.

Ouders van kleuters leren om de signalen te herkennen wanneer een inzinking op handen is en leggen hem te slapen voor een dutje of anticiperen op een andere manier op wat zij denken dat hun kind overbelast. Het neuro-typische kind leert om te gaan met langere periodes van ongemak en leert zich aan te passen wanneer er niet meteen aan zijn behoeften kan voldaan worden. Voor het autistische kind belast de wereld al extreem veel meer zijn systeem dan wat een normaal kind ervaart. Hij zal veel sneller "tegen de muur" lopen en omdat zijn zelfregulerend mechanisme niet goed functioneert, heeft hij weinig zelfvermogen om een inzinking te vermijden.

QIGONG MASSAGE EN WOEDE AANVALLEN EN INZINKINGEN

De bewegingen die zelfregulerend gedrag bevorderen zijn een belangrijk onderdeel van de qigong massage. Zodra het zenuwstelsel van het kind weer zelf rustig kan worden in plaats van overweldigd te zijn, zullen de inzinkingen en woede aanvallen verminderen. Daar bovenop leert het kind zijn wereld en zijn noden te herkennen en hierover te communiceren waardoor de oorzaak voor een inzinking geen probleem meer vormt.

Enkele maanden na de start van de massage, wanneer ouders terugkijken, is er vaak een enorm gevoel van bevrijding en blijdschap bij het besef dat dit gedrag dat zo een uitputtend deel was van hun dagelijks bestaan aan het afnemen is. Betekent dit dat woede aanvallen en inzinkingen volledig weg zullen blijven? Natuurlijk niet. Het kind moet nog steeds doorheen al zijn ontwikkelingsfase groeien, inclusief die situaties waarbij een inzinking zich zal voordoen zelfs bij een normaal kind. Het verschil is dat de woede aanvallen en inzinkingen minder heftig, minder frequent en minder lang zullen zijn en ouders kunnen hier nu op reageren zoals zij zouden doen bij een gezond, ofschoon jonger, kind.

AGRESSIEF GEDRAG

Agressief gedrag is waarschijnlijk het meest stresserende aspect van autisme, vooral wanneer de agressie zich naar een jonger broertje of zusje richt. Net zoals het andere verontrustende gedrag dat we zien bij autisme is agressief gedrag het gevolg van een zenuwstelsel uit balans. Een zenuwstelsel dat eerder overhelt naar stress - de "vecht" of "vlucht" reactie typisch voor het sympathisch zenuwstelsel - in plaats van naar ontspanning. Een andere oorzaak voor agressief gedrag is de blootstelling aan toxines. Kinderen met autisme hebben een onderontwikkeld eliminatie systeem en kunnen bepaalde voeding of producten, die onschadelijk zijn voor de rest van de familie, niet verdragen. Je kunt hier meer over lezen in hoofdstuk 9 van dit boek. Blootstelling aan een toxine kan ongewoon of agressief gedrag uitlokken. Bij sommige kinderen is de oorzaak van het agressieve gedrag makkelijk te achterhalen en eens verwijdert uit hun omgeving zal het gedrag vanzelf uitsterven. Voorbeelden van substanties die agressie kunnen uitlokken zijn viltstiften (schakel over op kleurpotloden!) of bewerkte voeding (vooral wanneer er rode kleurstof in zit).

QIGONG MASSAGE EN AGRESSIEF GEDRAG

De qigong massage richt zich op drie onderliggende problemen die agressie veroorzaken.

De eerste is de capaciteit tot zelfregulatie. Een kind dat zichzelf kan reguleren zal minder vaak uitgelokt worden tot agressief gedrag. Zodra het kind zich in een ontspannen, open, leergierige modus bevindt zal de "vecht" reactie geen deel meer uitmaken van zijn huidige toestand. Het agressieve gedrag kan nog een tijdje doorgaan, maar de frequentie van het gedrag zou aanzienlijk moeten minderen naargelang de maanden met dagelijkse massage verstrijken. Zodra het kind in staat is om zijn omgeving beter te begrijpen en zijn noden kenbaar te maken zal zijn frustratie niveau dalen en de neiging tot agressie zal afnemen.

Het tweede effect van de qigong massage is het reduceren van toxines in het lichaam. Hoewel toxines verwijderen uit de omgeving van het kind een groot resultaat kan geven, zal de qigong massage het spijsverteringssysteem versterken en in evenwicht brengen zodat het kind toxines die reeds in het lichaam aanwezig zijn beter kan elimineren en nieuwe ladingen beter kan verwerken. Heel snel na het starten met de massage zou je één of meerdere stinkende groene ontlastingen moeten zien. Dit is het bewijs dat het lichaam eindelijk de vreemde substanties kan verwerken en afvoeren die verantwoordelijk zijn voor agressieve reacties.

De derde bijdrage die de massage maakt tot het verminderen van agressie is dat wanneer de zintuigen zich openen, het lichaam van het kind meer in evenwicht komt waardoor empathie zich ontwikkelt. Voor het kind dat voorheen geen pijn kon waarnemen is het openen van de zintuigen van levensbelang. Zonder het vermogen om pijn te ervaren zal hij pijn bij anderen niet kunnen begrijpen. Wanneer een kind voor de eerste keer huilt wanner hij zich pijn doet zal de deur naar het verwerven van empathie open gaan en leert het kind dat agressief gedrag anderen kan kwetsen.

SLAAP PROBLEMEN

Bij autistische kinderen is er een hoog voorkomen van slaap problemen zoals heel weinig slapen, moeilijk inslapen, 's nachts lange tijd wakker zijn, nachtmerries hebben en 's nachts roepen en schreeuwen. Inslapen en doorslapen wordt gereguleerd door het zenuwstelsel. Omdat de rustige, ontspannen en open staat van het parasympatisch zenuwstelsel niet de standaard is bij autistische kinderen, is het vermogen om in te slapen en door te slapen niet voor handen.

Slaap problemen maken het moeilijker voor het kind om met de dagelijkse realiteit om te gaan omdat het niet uitgeslapen is en dus worden de symptomen van het autisme uitvergroot. Slaap problemen bij het kind verhogen ook dramatisch het stress niveau bij de ouders en hebben zo een rechtstreekse impact op de levenskwaliteit. Ouders van autistische kinderen kunnen een ernstig en chronisch slaaptekort hebben, wat enkel nog meer bijdraagt tot de moeilijkheden van het zorg dragen voor een autistisch kind bovenop werk en het dagdagelijkse leven.

QIGONG MASSAGE EN SLAAP PROBLEMEN

Ons wetenschappelijk onderzoek heeft aangetoond dat de qigong massage, binnen de eerste maanden na implementatie, helpt bij het aanpakken van alle vormen van slaap problemen bij autisme. Ouders kiezen er dan ook voor om de massage vooral 's avonds net voor bedtijd te geven. Zij meldden ons dat de massage een ontspannend deel van het "slapen gaan" is geworden, dat door beide partijen zeer gesmaakt wordt, en vaak resulterend in een kind dat meteen kan inslapen.

SPIJSVERTERINGSPROBLEMEN

Kinderen met autisme hebben vaak een waaier aan spijsverterings-problemen zoals diarree, constipatie, weinig eetlust en/of voedsel allergieën of intoleranties. Jonge kinderen hebben specifieke nutriënten nodig om de groei van het brein en het lichaam te ondersteunen. Wanneer een kind een zeer gelimiteerd eetpatroon heeft kan het zijn dat het niet de benodigde nutriënten binnen krijgt voor het brein om zich optimaal te ontwikkelen. Of, wanneer zij voedzaam eet maar diarree heeft kan het zijn dat zij niet de benodigde nutriënten kan opnemen. In beide situaties zullen groei en ontwikkeling belemmerd worden.

Voor kinderen die al een ontwikkelingsachterstand hebben is dit een dubbele belasting omdat hun spijsverteringsproblemen een extra barrière vormen voor leren en genezen wat een neerwaartse spiraal van hun conditie kan meebrengen. Omdat het zenuwstelsel het spijsverteringssysteem reguleert, is het weinig verwonderlijk dat kinderen met een disbalans in het zenuwstelsel ook spijsverteringsproblemen vertonen. Immers, wanneer iemand volledig opgedraaid en alert is zal hij of zij moeilijk kunnen genieten van een heerlijke maaltijd. Noch zal het lichaam die maaltijd goed kunnen verteren.

Omdat dit een veel voorkomende staat is voor kinderen met autisme is het voor hen een voortdurende strijd om voldoende nutritionele waarde uit hun voeding te halen. Tel daarbij op dat hun sensatie voor smaak en textuur waarschijnlijk ook verstoord is dan is het moeilijk om voor hen om hun systeem optimaal te voeden. Naar mate zij minder en minder gevarieerde voeding tot zich nemen, stijgt de kans op voedsel allergieën.

QIGONG MASSAGE EN SPIJSVERTERINGSPROBLEMEN

De spijsverteringsproblemen van de kinderen in onze studies namen stuk voor stuk af naar mate hun spijsverteringssysteem sterker werd, hierdoor werd ook hun voedingskeuze meer gevarieerd. Diarree en constipatie verdween en hun eetlust verbeterde. Naarmate hun lichaam beter doorvoed was, kon hun intellect zich openen voor nieuwe, meer accurate sensorische input. Lichaam en geest konden zich weer natuurlijk ontwikkelen.

Wanneer een kind voedsel allergieën heeft, zal de massage er niet enkel voor zorgen dat zij makkelijker met deze allergieën kan omgaan door de ondersteuning bij het elimineren van toxines, maar zal ook haar voedsel pallet gevoelig uitbreiden. Omdat we vaak een sterke drang hebben naar dat voedsel waar we allergisch voor zijn, zal de toename in eetlust dankzij de massage het makkelijker maken om dat wat een reactie veroorzaakt te vermijden. (Lees hier meer over in hoofdstuk 10 van dit boek).

HOOFDSTUK II

IS HET QST PROGRAMMA GESCHIKT VOOR JOU EN JE KIND?

Het Qigong Sensorische Therapie programma is een therapie die je zelf thuis aan je kind zult geven. Het is belangrijk om uit te maken of dit de juiste aanpak is voor jullie. Onze definitie van een "geschikte" therapie die we door ouders kunnen laten uitvoeren is er een die veilig is, effectief, non-invasief en succesvol kan uitgevoerd worden door ouders, zonder teveel van hun tijd en energie te vergen.

Elke behandeling of therapie vraagt tijd en energie van ouders, maar sommigen wegen zwaarder dan andere. Nu je aan het overwegen bent, zijn hier enkele vragen die je kunnen helpen bij het nemen van deze beslissing.

VOOR WIE IS HET QST PROGRAMMA BEDOELD?

Research heeft uitgewezen dat het QST programma voor thuis veilig en effectief is voor kinderen met ongecompliceerd autisme, tussen 0 en 12 jaar, die geen andere intensieve begeleiding krijgen tijdens de duur van het programma.

Voor wie is het QST thuisprogramma niet bedoeld en waarom?

▪ Kinderen met actieve epileptische aanvallen.

Als kinderen epilepsie hebben, die niet gecontroleerd wordt door medicatie, dan kan het zachte kloppen van de qigong massage op het hoofd een aanval uitlokken. Deze kinderen kunnen enkel qigong massage krijgen onder de strikte supervisie van een arts, geschoold in de Chinese geneeskunde.

▪ Kinderen met andere medische en/of emotionele condities.

Het QST protocol is slechts één van vele mogelijke massage technieken en is specifiek opgezet voor kinderen met een ongecompliceerde vorm van autisme en sensorische problemen. Kinderen met andere ernstige medische en/of emotionele klachten hebben baat bij een ander programma dat individueel op hun problematiek afgestemd is door een arts in de Chinese geneeskunde.

▪ Kinderen die op dit moment zware aanpassingen doormaken in verband met het gebruik van medicijnen.

Het succes van de qigong massage hangt grotendeels af van het feit of ouders de reacties van het kind op de massage kunnen lezen. Terwijl het kind zich aanpast aan nieuwe medicatie, beïnvloedt dit het lichaam, waardoor het moeilijk is om de reacties van het kind op de massage correct te interpreteren. Sommige zware geneesmiddelen, zoals Tegretol, Risperdal of Relatine/Ritalin, blokkeren het effect van de qigong massage zelfs helemaal. Over het algemeen is het beter om te wachten tot je kind terug gestabiliseerd is onder de nieuwe medicatie alvorens te starten met het thuisprogramma.

▪ Kinderen die chelatietherapie krijgen.

Chelatie is een zeer ingrijpende behandeling; Het maakt toxines los en kan er voor zorgen dat er regressie optreedt in het gedrag van het kind. Het is beter om qigong niet te mixen met chelatie omdat de chelatie maakt dat het veel te moeilijk is om de massage af te stemmen op het kind. Wacht dus om met de QST massages te beginnen tot de chelatie therapie afgerond is.

Wat met kinderen die sensorische problemen hebben maar geen autisme?

Zolang zij geen zware medicatie nemen en geen ander medische of emotionele complicaties hebben kan het QST programma gegeven worden en zal het hen helpen hun sensorische onbalans te genezen. Past uw kind niet in deze omschrijving neem dan contact op met ons en samen zullen we naar een oplossing zoeken

KAN IK DE MASSAGE AAN MIJN ANDERE, NIET AUTISTISCHE, KINDEREN GEVEN?

Absoluut!

KAN IK DE MASSAGE OOK AAN EEN OUDER KIND MET AUTISME GEVEN?

Hoewel we enkel onderzoek hebben gedaan met kinderen van 0-12 jaar vernemen we regelmatig van ouders die de massage aan hun oudere kinderen gaven dat zij mooie resultaten behaalden en dat de massage op een gelijkaardige manier werkt als bij hun jongere kinderen. Sommige ouders echter geraakten niet voorbij de initiële aanpassingsfase omwille van afwijzing of pijn bij aanraking. Hierin zal je dus zelf een beslissing moeten nemen en evalueren wat comfortabel is voor jouw gezin.

KAN IK DE MASSAGE AAN ANDERE KINDEREN GEVEN MET ANDERE MEDISCHE AANDOENINGEN?

We hebben ook onderzoek gedaan naar de effecten van de massage voor kinderen met hersenverlamming en kinderen met het syndroom van Down. Beide groepen kunnen veilig de QST massage krijgen in een aangepaste vorm, zie hiervoor onze uitgaven rond QST voor down syndroom. Kinderen met andere aandoeningen kunnen beter niet het QST programma krijgen. We raden je aan om in dat geval contact te zoeken met een arts in de Chinese geneeskunde.

HOOFDSTUK III

MAAK JE KLAAR OM MET DE MASSAGE TE BEGINNEN

Nu je beslist hebt dat het QST programma geschikt is voor jou en je kind wil je vast volgende zaken weten:
- is het betaalbaar?
- is het moeilijk aan te leren?
- vraagt het veel tijd?

Gelukkig voor ouders is de Qigong massage op al deze gebieden oudervriendelijk. De massage kan in alle comfort thuis gegeven worden. Het kost niets en neemt enkel 15 minuten per dag in beslag.

Qigong-massage is de minst invasieve van alle autisme behandelingen, het vraagt geen medicatie, noch voortgezette en intensieve therapie, en onderzoek wijst uit dat het - wanneer correct uitgevoerd - veilig en effectief is. Duizenden jaren aan qigong ervaring in China tonen aan dat, hoe jonger het kind is, hoe effectiever de massage werkt. Dit is waarom we het sterk aanbevelen als een eerste stap voor ouders, na het vernemen van een autisme diagnose.

Door het intensief samenwerken met ouders, is de afgelopen decennia gebleken dat de successleutel van het programma om het volgende draait: de inbedding van de massage in de dagelijkse routine van het kind en dit gedurende de eerste vijf maanden van de massage. Zo eenvoudig is het. De massage werkt, jij moet ze enkel toepassen!

Zodra ouders over de eerste hindernis heen zijn - het aanleren van de massage en de ergste sensorische problemen zijn verdwenen - blijkt dat ouders en kinderen genieten van de massage en dat het echt niet moeilijk is om de routine vol te houden. Zodra je merkt dat je hem helpt om obstakels op zijn pad te overkomen, geeft dat grote voldoening en het versterkt de band tussen jullie beiden.

Hieronder de meest courante vragen die ouders stellen wanneer ze met het programma starten.

WIE MOET DE MASSAGE GEVEN?

Elk volwassen familielid die een emotionele connectie heeft met het kind kan de massage geven. Het is zelfs beter dat er twee familieleden zijn die de massage kunnen geven, wanneer een van beiden moe of niet beschikbaar dan kan dat overgenomen worden door de andere zodat het kind de hulp en ondersteuning van zijn dagelijkse massage niet hoeft te missen.

WANNEER MOET IK DE MASSAGE DOEN?

Bedtijd is een ideaal moment om de massage te geven want het heeft een ontspannend effect. Na of voor schooltijd of voor het middagdutje zijn ook goede momenten. Het belangrijkste is om een dagelijkse routine te vinden op een vast tijdstip dat voor jullie ideaal is. Na een tijdje zal je kind de massage verwachten en er zelfs naar vragen.

WAAR ZULLEN WE DE MASSAGE GEVEN?

Je hebt geen speciale mat of massagetafel nodig om de qigong massage te geven. Het is echter aangewezen om een comfortabele plek in huis te zoeken die elke dag beschikbaar is: een bed, de bank, de keukentafel of zelfs op de grond op een dekentje met een kussen erbij. Het is aan jou en je kind om uit te zoeken wat het beste werkt voor jullie beiden. Idealiter is het een plek waar je kind de mogelijkheid heeft om te ontspannen en waar je toegang hebt tot beide zijden van het lichaam. Op deze manier is het makkelijker om de massage in jullie dagelijkse routine te integreren.

HOE LANG MOET IK VOORTGAAN MET HET PROGRAMMA?

De massage kan je gerust als een rustgevende en balancerende medicatie zien. Je doet dat best dagelijks gedurende minimum vijf maanden. Daarna kan je beslissen om het programma verder te zetten of niet. We raden aan om de checklists in de appendix van het boek in te vullen alvorens je start, en dit doe je opnieuw na vijf maanden. Het zal je helpen de vooruitgang die je kind maakt te meten en zal je helpen te beslissen hoe lang de massage te geven. De meeste ouders blijven de massage gedurende één of twee jaar geven omdat ze zien dat het hun kind op een groeipad houdt en dat het zonder de massage stagneert.

WANNEER IS HET BETER OM DE MASSAGE NIET TE GEVEN?

Qigong massage vraagt wat extra energie van de persoon die het geeft. Iedereen heeft wel eens een dag wanneer je niet veel energie hebt omdat je gestresseerd bent, te moe, ziek of slechtgeluimd. Geef de massage niet wanneer je ziek, boos op uitgeput bent. De massage met een negatief gevoel geven zal je kind niet helpen - onze kinderen voelen onze emoties immers feilloos aan. Vraag een ander familielid om de massage te geven. Wanneer er niemand beschikbaar is, is het beter een dagje vrij te nemen en te wachten op een nieuwe dag met een beter gevoel. Een open, kalm en positief gevoel voor jezelf is een vitaal onderdeel van de therapie. Ben je echter slechts een beetje gestresseerd of lichtjes vermoeid dan zal de massage je helpen om zelf rustig te worden en je te ontspannen zodat jijzelf en je kind je beter zullen voelen.

WAT ALS HET KIND ZICH NIET LEKKER VOELT?

Hier is het aan jou om zelf te beslissen. Als je kind over heel het lichaam pijn heeft door bijvoorbeeld griep, dan is het geen goed idee om de massage te geven. Maar bij een verkoudheid of misselijkheid kan de massage helpen om sneller weer beter te worden.

WAT ALS IK FOUTEN MAAK?

Ouders zijn vaak bang om fouten te maken. De grote fouten spreken voor zichzelf en die zal je niet maken: hardhandig met je kind omgaan, de massage geven wanneer je boos bent of de massage van beneden naar boven geven.

Als je dit boek en de online videofilmpjes bestudeert, vriendelijk en kalm blijft, de Qigong bewegingen van het hoofd naar beneden toepast, dan kun je je kind geen kwaad doen. Het is normaal om wat onzeker te zijn wanneer je iets nieuws leert. Maar via de dagelijkse routine, zal je geleidelijk aan de lichaamstaal van je kind steeds beter interpreteren en zal je kind zelf om de massage beginnen te vragen.

HOE ZAL IK ALLE 12 BEWEGINGEN KUNNEN ONTHOUDEN?

Het lijkt alsof 12 verschillende bewegingen onder de knie krijgen veel gevraagd is, maar al snel zal je merken dat je met gemak doorheen heel de massage kunt bewegen. Het wordt als een tweede natuur. Na verloop van tijd zal ook je kind de 12 bewegingen leren en ernaar vragen. Achteraan dit boek vindt je het overzicht met de 12 bewegingen terug. Het is een goed hulpmiddel tijdens de massage.

Neem het overzicht er even bij, dan overlopen we de bewegingen. Merk op dat de bewegingen als vanzelf in 4 groepen vallen:

- De 1de groep van twee bewegingen focust op de volledige lengte van de achterzijde van het lichaam. Dan draait het kind zich om, en de derde beweging focust zich op de zijkanten van het lichaam over de volledige lengte.
- De 2de groep van drie bewegingen focust erop om de energie van het hoofd, naar de armen en de topjes van de vingers te brengen.
- De 3de groep, bewegingen 7 en 8, focust op de borst en de buik.
- De 4de groep van bewegingen wordt uitgevoerd op de benen, voeten en tenen.

Het is dus eigenlijk heel makkelijk. Start met het hele lichaam, ga naar de armen, de torso en eindig met de benen en de voeten. Alle bewegingen verlopen van boven naar beneden.

WELKE BEWEGING DOET WAT?

Door bij het hoofd te starten bij bewegingen 1, 2 en 3 open je het bewustzijn van je kind voor de wereld om hem heen.

Het duurt gewoonlijk enkele weken voor een kind op zijn buik blijft liggen tijdens de massage. Maar zodra dit gebeurt zal je merken dat je erin geslaagd bent om je kind te helpen zich meer bewust te worden van de wereld rondom hem heen. Terwijl je de energie naar beneden begeleidt tot aan de voeten, help je je kind zijn lichaam te ontspannen en tot rust te komen.

Beweging 4 opent de oren om te luisteren. Bewegingen 5, 6 en 7 werken allemaal op het openen van de sociale zintuigen. Beweging 5 bevordert het oogcontact en de glimlach. Beweging 6 helpt je kind via de tong en de lippen om te spreken. Beweging 7 helpt je kind om te kalmeren wanneer het overstuur is. Bewegingen 8 en 9 helpen bij de spijsvertering en bij het afvoeren van gifstoffen.

Kinderen met autisme elimineren moeilijker toxines die we in het dagelijks leven tegenkomen en die moeilijk gedrag kunnen uitlokken. Geleidelijk aan bouwen die toxines zich op in het lichaam. Soms kan het dat je een veemde smaak krijgt in je mond tijdens het geven van de massage of je kind heeft groene of sterk ruikende ontlasting achteraf. Dit zijn directe signalen van succes: je kind is aan het ontgiften.

Met bewegingen 10 en 11 help je de energie helemaal naar beneden, naar de voeten, de tenen. Zodra de energie de tenen bereikt keert deze om en reist terug door de tenen naar boven om de buik met vitale energie te vullen.

Als laatste, stuurt beweging 12 de energie helemaal weer naar boven om het brein te voeden.

Na een aantal maanden kan het gebeuren dat je kind je hand grijpt en op zijn voorhoofd, borst of buik legt. Dit is het signaal dat de diepere energiebronnen open en ontvankelijk zijn om weer energie op te bouwen. Dit is prachtig! Leg je hand rustig op de gevraagde plaats en blijf erbij, ontspan en geniet van de verbinding met je kind.

MOET IK DE BEWEGINGEN ALLEMAAL IN ÉÉN KEER EN IN VOLGORDE GEVEN?

Het is de bedoeling dat de 12 bewegingen in volgorde en in één sessie afgewerkt worden, maar in het begin kan dat moeilijk zijn. Fysiek contact kan een grote uitdaging betekenen voor een kind met autisme, zelfs in die mate dat het niet mogelijk is om de hele massage in één keer te ontvangen. Dat is absoluut geen probleem. Start met de eerste beweging en kijk hoe ver je geraakt. Doe een deel van de beweging en vervolg later met de rest van de bewegingen wanneer je kind het weer aankan (werk met andere woorden de bewegingen in volgorde af, maar weet dat het niet nodig is ze allemaal in één keer te doen).

Binnen een week of twee wordt het makkelijker voor jullie beiden om de hele massage in één sessie af te werken. Het uiteindelijke doel is de massage in zijn geheel te geven, en ja, dat kan in het begin een hele uitdaging zijn, weet dat het overgrote deel van de families die hiermee starten, er in slagen om dit doel binnen enkele dagen te bereiken.

Het is belangrijk om te begrijpen dat deze massage, alsook de Chinese geneeskunde in het algemeen, nooit enkel op symptomen gericht is. De westerse geneeskunde is eerder "symptoom-"gericht, maar omdat alles in het lichaam onderling verbonden is, is dus dat wat er op één plek gebeurt, ook van invloed op een andere plek - zoals de vitaliteit van het geheel ook de vitaliteit en gezondheid van de onderdelen beïnvloedt - zal de Chinese geneeskunde steeds streven naar een verenigende aanpak. Alle onderdelen moeten dus aangesproken worden opdat de qigong massage zou werken. Elke afzonderlijke beweging heeft effect, maar als een geheel zal de massage een generaliserend effect hebben over het gehele lichaam.

KAN IK DE BEWEGINGEN OOK BUITEN HET MASSAGE MOMENT GEBRUIKEN?

Het belangrijkste is dat je alle bewegingen van de massage, in de juiste volgorde, minstens één maal per dag uitvoert. Natuurlijk mag je het ook twee keer per dag doen. Families die dat doen zien sneller vorderingen bij hun kind, maar eenmaal per dag is perfect. Je kunt ook enkele bewegingen een keertje extra doen. Aan het einde van hoofdstuk vier vind je enkele bewegingen die extra handig zijn bij specifieke situaties.

Hoe krijg ik mijn kind zover om te blijven liggen tijdens de massage?

Kortweg, niet. Dit is een proces. Kinderen kunnen zeer beweeglijk zijn. Vooral in het begin zal je moeten doorzetten. Het kan ook makkelijker zijn om samen met een partner te werken zodat deze je kind kan geruststellen en afleiden terwijl jij de massage geeft.

Eerst zal het lijken alsof je hard moet werken om de hele massage op één dag te kunnen geven, nu en dan een beweging afwerkend wanneer de kans zich voordoet. En daar is niets mis mee. Zodra de meridianen zich openen zal je kind tot bedaren komen en zal het de massage steeds makkelijker toelaten. Probeer tijd en plaats te maken voor de dagelijkse massage, ook al loopt het in het begin misschien niet allemaal naar wens.

Is het ok om mijn kind af te leiden met een filmpje of speelgoed?

Natuurlijk. De energievoordelen zullen zich manifesteren in je kind, of het nu aandachtig bij is of niet, en een filmpje kan de massage in het begin iets vergemakkelijken. Na verloop van tijd zal het kind de afleiding niet meer nodig hebben omdat het geniet van de intieme verbinding met zijn ouder.

> *Elke keer je de massage aan je kind geeft bouw*
> *je aan zijn toekomstig succes. Van dag op dag*
> *zie je misschien geen verbetering, maar zijn*
> *vooruitgang is opbouwend. Zonder deze*
> *moeilijke eerste dagen geraak je niet tot bij de*
> *makkelijkere dagen verder op het pad.*

Is het beter om met twee de massage te geven?

Zonder twijfel is het makkelijker om de massage met twee te geven, vooral in het begin. Als ouder weet jij het beste je kind te begrijpen en met hem te werken. Wanneer hij wriemelt, leg je hem terug in positie en werk je door. Doe dit zacht maar beslist. Beschouw het als een deel van de massage; blijf kalm.

Het kan praktisch zijn als een tweede ouder helpt. Er zijn zelfs een aantal ondersteunende houdingen voor een tweede ouder beschreven aan het einde van hoofdstuk vier. Maar laat de afwezigheid van een tweede ouder je niet beletten om de massage te geven. Ga er voor!

WAT ALS DELEN VAN DE MASSAGE PIJNLIJK ZIJN?

Dit is lastig. Je kind is meer afgestemd op jouw aanraking en stem dan op die van iemand anders. Jij bent hoogstwaarschijnlijk de persoon die een aanrakingen op de meest natuurlijke manier kan geven. Je zult plekken tegenkomen die zeer onbehaaglijk aanvoelen bij aanraking. Dit zijn net de plekken die je kind de meeste problemen geven en die tenslotte de meeste aandacht zullen nodig hebben: dikwijls de oren, tenen en vingers. We willen nooit of te nimmer een kind pijn doen met onze aanraking, dus moet het altijd zacht zijn. Zelfs na een aantal maanden mag de druk die je tijdens de massage gebruikt nooit groter zijn dan deze waarmee we een kind een stevige knuffel geven. Maar in het begin zal je kind reageren alsof je hem pijn doet.

Het is belangrijk dat je de gevoelige zones opmerkt en dit boek bestudeert om te weten hoe je deze het beste moet aanpakken. Jij bent echter over het algemeen de enige die de reacties van je kind het best inschat en zo intuïtief weet wat teveel is. Aanvankelijk kan het ongemak zo overweldigend zijn voor je kind dat je een pauze moet inlassen tussen de verschillende bewegingen. Je zult dus een evenwicht moeten vinden. Je kind kan een bepaalde mate van ongemak verdragen, per slot van rekening voelt het zich toch al wat onbehaaglijk in het begin en zal je, stap voor stap, een manier moeten vinden om door de ongemakken door te werken. Onthoud dat alles wat je kunt afwerken van de massage je dichter bij het moment brengt dat de massage gemakkelijk en routineus wordt.

ZAL IK MIJN KIND VERPLICHTEN OM DE MASSAGE TE KRIJGEN?

Neen, nooit! Als je kind zich actief verzet door te schoppen, slaan, boos of bang te worden omdat je hem verplicht om een 15 minuten durende massage te ondergaan, dan zal zijn zenuwstelsel in volledige "vecht of vlucht-modus" gaan en zal het daar waarschijnlijk voor een tijdje in vast blijven zitten. Dit uitlokken is in feite contraproductief. In dit geval is een professionele trainer nuttig, maar jij als ouder kan ook zonder, een manier vinden om dit te vermijden door met tussen poses kleine porties aanraking aan te bieden.

Je bereikt immers niets wanneer je niet ergens begint en doorzet. De eerste weken kunnen uitdagend zijn, maar gelijk wat je

*bereikt gedurende deze eerste dagen, het
zal nuttig zijn!*

Dit vergt lef en doorzettingsvermogen van jouw kant, maar zonder zal je kind nooit de voordelen van deze qigong massage kunnen ervaren. Je probeert best op een later tijdstip opnieuw, stukje bij beetje. Het kan aanvankelijk nuttig zijn om een partner in te schakelen die het kind kan afleiden en hem in positie te houden terwijl jij de bewegingen afwerkt. Het gaat op termijn allemaal makkelijker verlopen. Beloofd! De moeilijkste periode duurt meestal maar een week of twee, maximum een maand. Blijf vertrouwen dat hoe moeilijk de eerste pogingen ook zijn, deze uitdagende pogingen de mogelijkheid creëren tot groei en de massage later eenvoudiger maakt.

MOET MIJN KIND STEEDS NEERLIGGEN OF KAN MIJN PARTNER HEM OOK BIJ BEPAALDE BEWEGINGEN OP SCHOOT HOUDEN?

Je zal om te beginnen je kind niet kunnen dwingen neer te liggen om de massage te ontvangen. Je zal hem hoogstwaarschijnlijk eerst moeten najagen. Het is altijd handig als een partner het kind kan vasthouden op schoot terwijl de ander de massage toedient. Wanneer je op deze manier doorzet, zal je kind uiteindelijk gaan liggen. Als hij niet op zijn buik wil gaan liggen, dan wil dat zeggen dat er daar ergens een energieblokkade zit die jouw aandacht vraagt. Je kind zal zich makkelijker neerleggen eenmaal je de buik hebt behandelt.

ER ZIJN BEPAALDE BEWEGINGEN DIE BIJZONDER ONAANGENAAM ZIJN VOOR MIJN KIND. MAG IK DIE OVERSLAAN?

Qigong massage is een behandeling en zoals we weten zijn de meeste behandelingen, willen ze succesvol zijn, niet aangenaam in het begin. Het geeft ons echter wel belangrijke informatie wanneer er onwennigheid optreedt bij een zachte aanraking. Het toont ons namelijk waar zich de grootste problemen concentreren. Dus in tegenstelling tot onze neiging om deze gebieden te gaan vermijden, vraagt deze manifestatie van ongemak juist om meer aandacht te besteden aan deze plekken. De aanpak bestaat erin je aanraking aan te passen aan wat je kind op dat moment het beste aankan, lichter en sneller of trager en met meer druk. Op een bepaald moment ruimt het gevoel van ongemak plaats voor ontspanning en zelfs plezier.

Ongemak bij zachte aanraking is een teken dat je kind net op die plek extra hulp nodig heeft. Probeer er achter te komen of die plek leeg of geblokkeerd is, zodra je dat weet, pas je je massage hieraan aan.

IS MEER BETER?

Uit ons onderzoek blijkt dat één behandeling per dag gedurende vijf maanden al effectief is, meer is dus niet nodig. Er zijn mensen die de massage tweemaal daags toepassen, bijvoorbeeld om de dag te beginnen en 's avonds af te sluiten, deze kinderen neigen sneller te evolueren. Maar nogmaals, volgens ons onderzoek is dit niet perse nodig.

HOE ZIT HET MET ZELFZORG VOOR OUDERS DIE DE QIGONG MASSAGE GEVEN?

Soms gebeurt het dat een ouder zich wat ziek voelt of hoofdpijn heeft nadat hij de massage gaf, alsof er toxines van het kind zijn overgenomen. Dit kan verholpen worden door je handen te wassen en even een ommetje te maken.

Onze lichamen zuiveren zich voortdurend van toxines die we dagelijks opnemen, deze kunnen met een qigong-oefening gemakkelijk verwijderd worden. Er bestaat een 15 minuten durende qigong oefensessie, Zelfzorg-Qigong genaamd, die je makkelijk thuis kunt uitvoeren. Je vindt de DVD met de qigong bewegingen terug op onze website. Deze oefeningen verwijderen op natuurlijke wijze toxines uit je lichaam en geven je energie waardoor je kalmer en ontspannener door je dag gaat. Deze oefeningen kan je na de massage doen of op gelijk welk moment van de dag. Het is sowieso een prima aanvulling als zelfzorg.

Vele ouders doen deze qigong oefeningen thuis of ze volgen qigong lessen in hun buurt waar ze ook de nodige feedback ontvangen. Het is evenwel sterk aan te raden om ook deze oefeningen in je dagelijkse routine op te nemen.

HOOFDSTUK IV

QIGONG SENSORISCHE THERAPIE
DE MASSAGE

Lees eerst dit hoofdstuk en bekijk de video filmpjes die je online kunt vinden op **http://bit.ly/2pmTYdl** voordat je start met de massage voor je kind. Daarna oefen je de 12 bewegingen of bewegingen met een partner totdat je het gevoel hebt dat je ze vlot en kalm kunt uitvoeren. Deze oefenperiode is zeer belangrijk. Ook al is het verleidelijk om meteen met je kind van start te gaan, wacht nog! Zodra je de informatie in dit hoofdstuk hebt doorgenomen en begrepen en zodra je de 12 bewegingen vlot kunt uitvoeren met behulp van het overzichtsblad, dan ben je klaar om met je kind van start te gaan.

In het begin zullen er vragen komen. Er zijn enkele concepten die je moet begrijpen om het maximum uit de massage te kunnen halen. Zorg ervoor dat je hoofdstukken 5 en 6 leest. Misschien kan je niet alles ineens onthouden, maar alles zal op zijn plaats vallen tijdens de praktijk gedurende de eerste weken.

Om je volledig bewust te kunnen zijn van de reacties van je kind is het belangrijk dat je vol vertrouwen en kalm het protocol/de massage kunt toepassen. Wanneer je afgeleid bent omdat je de massage nog aan het leren/oefenen bent, is het moeilijker om de reacties van je kind in te schatten en zal de kans groot zijn dat jullie een hobbelige start nemen. Waarom het moeilijk maken voor jezelf? Zoek iemand met wie je de massage kunt oefenen. Zodra je de 12 basisbewegingen onder de knie hebt is er nog extra informatie die je zult willen lezen.

MEER DAN ENKEL DE BEWEGINGEN MAAR DIT IS HET BEGIN!

Je zult merken dat geleidelijk aan je begrip en gevoel over hoe je best de massage uitvoert op je kind zullen groeien. Je zult merken dat je van dag tot dag de massage kunt aanpassen, afhankelijk van hoe je kind reageert op de aanraking die bepaalde dag. Je zult probleemgebieden leren herkennen en weten welke aanpak die vergen. En het mooiste van alles is dat je kind gaandeweg meer en meer ontvankelijk zal zijn voor de massage. Na verloop van tijd kan het zijn dat het kind zelf om aanpassingen gaat vragen: harder duwen, sneller en lichter bewegen, meer aandacht geven aan bepaalde plekken op het lichaam, of jouw hand begeleiden om harder te duwen op het lichaam om het te helpen voeden met energie en bloed.

Het is goed om hoofdstuk 6 rond "problemen oplossen" vaak te herlezen. Als er dan zaken opkomen tijdens de massage dan zal je ze makkelijker kunnen plaatsen.

Probeer niet om alles in één keer te onthouden of de massage onmiddellijk perfect uit te voeren. Zoals elke nuttige vaardigheid zal het wat tijd kosten om expertise op te bouwen. Heb geduld! Je techniek zal verbeteren naarmate je de instructies blijft volgen. Ook al voer je de massage in het begin niet perfect uit, je zult het kind niet kwetsen. Door het boek te lezen, de video filmpjes te bekijken, de begeleiding en de oefeningen zal alles op zijn plaats vallen. Een handig hulpmiddel is het overzichtsblad, gebruik het als leidraad tot je alle bewegingen zonder spieken kunt uitvoeren. Keer regelmatig terug naar alle materiaal dat je kreeg om je begrip te verdiepen en meer vaardigheid op te bouwen. Je massagecapaciteiten zullen vanzelf kwalitatiever worden. Van daaruit kan alles alleen maar beter en makkelijker worden. Dus: waag de duik!

VORM, AANDACHT, CONCENTRATIE BELANGRIJKE ELEMENTEN VOOR SUCCES

Het zijn niet alleen de bewegingen die ingeoefend moeten worden, maar degene die de massage geeft moet ook nadenken over drie belangrijke elementen van de massage: de vorm, het begrip en het doel.

VORM

Een ander woord voor "vorm" is "techniek". De techniek vertegenwoordigt 30 percent van het resultaat van de massage. Staan je handen in de begin- of eindpositie op de juiste plaats? Volg je nauwkeurig de stappen die vermeld staan op het overzichtsblad met de bewegingen?

*Het einddoel is niet om de bewegingen perfect uit te voeren, het einddoel is om **contact** te krijgen met je kind om zodoende de blokkades op te heffen.*

Besteed je genoeg tijd aan iedere beweging of ga je vlug door de massage? Bevindt je kind zich in een comfortabele ruimte en kan je de massage daar gemakkelijk uitvoeren?

AANDACHT

Denk er eens aan hoe goed het voelt om écht contact met iemand te hebben, om het gevoel te hebben dat iemand naar je kijkt en luistert. Je hebt dan de indruk dat je verbaal en non-verbaal met elkaar communiceert omdat je op dezelfde golflengte zit. De massage zorgt voor communicatie tussen jouw handen en het lichaam van je kind. Als je naar zijn gezicht, handen en lichaam kijkt en opmerkt wanneer hij zich spant of ontspant tijdens de massage, ontstaat er een golf van energie tussen jullie beiden. Het is alsof het lichaam communiceert en zegt " Ik voel jou en als je mij iets toont, dan reageer ik op jou".

Bijvoorbeeld: je klopt op de hals van je kind tijdens de massage. Je merkt dat hij zijn hoofd begint te draaien zodat je vingers telkens op een andere plaats komen. Blijf dan op die plaats kloppen. Het is alsof een kat zegt "hier krabben", "hier krabben". Als hij na een paar minuten stopt ga je verder met het volgende deel van de massage. Hij heeft aangegeven wat hij nodig had, en jij hebt er op ingespeeld.

Het is zoals samen surfen; je beweegt op het ritme van de golven, terwijl je zachtjes balanceert op de plank. Het gaat erover om de juiste aanraking, op het juiste moment en op de juiste plaats van het lichaam te vinden. Misschien klinkt dit onoverkomelijk in je oren, maar eigenlijk heb je dit al heel je leven voor je kind gedaan. Toch! Wanneer je de juiste manier vond om de baby te laten boeren of hoe je hem slapend vanuit de auto in zijn bedje moest leggen, allemaal bewegingen aangepast aan jouw kind op een manier zoals jij het aanvoelde.

Concentratie tijdens de massage vertegenwoordigt liefst 70 procent van het succes! Daarom is het zo belangrijk om zowel fysiek als mentaal klaar te zijn alvorens je met de massage start.

Bij de beoefening van qigong heeft het woord "concentratie" een speciale betekenis. Het gaat om het vermogen om tijdens iedere handeling of beweging het doel voor ogen te houden. Bijvoorbeeld: als je een beweging doet die als doel heeft om de qi van je hoofd naar je voeten te laten vloeien, moet er een hele weg afgelegd worden doorheen je lichaam, en zou je een aantal "probleem plekken" kunnen tegenkomen! Blijf je dan concentreren. Concentreer je op het doel van elke beweging zodat je beter kan reageren op de reacties van je kind, hetgeen zal leiden tot het beoogde resultaat.

Je verlangt dat je kind de wereld wilt gaan ontdekken en aansluiting vindt met zowel die wereld als met jezelf. Tijdens de massage zal je openingen creëren waardoor het kind de wereld beter kan zien en ondervinden. Ter bevordering van de concentratie is het aangeraden om een veilige, vertrouwelijke plaats te creëren waarin het kind zich goed voelt. Indien je dan ook zelf ontspannen, warm en aandachtig bent, zat dit het kind enorm helpen van zodra de zintuigen beginnen te reageren. Behandel de moeilijke plaatsen kalm, luchtig, zonder er de aandacht op te vestigen. Misschien moet je het kind in het begin geruststellen: "je bent ok, het gaat goed". Je zou ook die delen van het lichaam waar je op klopt kunnen benoemen, om op die manier zijn taalkennis te bevorderen.

VOORBEREIDING OP DE DAGELIJKSE MASSAGE

Het is heel belangrijk om jezelf zowel fysiek als emotioneel voor te bereiden en tijd vrij te maken voor je kind. Enkele tips:

- zorg ervoor dat de kamer goed verlucht is
- ga na of je zelf genoeg energie hebt om de massage te geven
- ga na of je je dagelijkse zorgen opzij kunt zetten om emotioneel met je kind verbonden te zijn
- bereid je handen voor om de massage te geven

Doe de volgende oefening om te ontspannen en je focus op de massage te brengen :

- Sta rechtop, maar ontspannen met de armen naast het lichaam. Draai je handpalmen naar voor en buig de ellenbogen, handpalmen komen tot op taillehoogte. Draai de handpalmen naar beneden en laat ze daarna terug naast het lichaam zakken. Herhaal dit drie keer en voel de lucht over je handen en armen glijden, maak je hoofd leeg om klaar te staan voor je kind.
- Ellenbogen naast het lichaam, handen voor het lichaam op taillehoogte.
- Breng langzaam je cup-vormige handen naar elkaar toe tot je de warmte voelt, zoals een zachte bal tussen je handen. Breng ze dan langzaam terug in de neutrale positie. Adem zacht en langzaam tijdens deze beweging.
- Als alternatief kan je ook je handen tegen elkaar wrijven. Doe dit drie keer om de energiestroom op te wekken.

WAAROM MOET IK NAGAAN OF IK GENOEG ENERGIE HEB OM MET DE MASSAGE TE BEGINNEN?

Door de qigong massage wordt een deel van jouw energie naar het kind overgebracht. Meestal zullen zowel jij als het kind zich beter voelen na de massage. Indien je energiepeil echter laag is door uitputting, stress, of ziekte, moet je beslissen of je genoeg reserve hebt alvorens er aan te beginnen. Soms hebben we écht niet genoeg energie op overschot om met anderen te delen.

WAAROM IS HET BELANGRIJK OM EMOTIONEEL IN BALANS TE ZIJN ALVORENS DE MASSAGE TE BEGINNEN?

Onze emoties genereren sterke energie - zowel positieve als negatieve - en ouders en kinderen voelen vlug elkaars emoties en energie aan. Energie liegt niet; als je opgewonden bent tijdens de massage wordt dit door het kind opgevangen. Zoals positieve emoties genezing bevorderen, doen negatieve emoties stress en ziekte toenemen. De sleutel tot het succes van qigong massage is immers de speciale band en onvoorwaardelijke liefde die ouders voor hun kinderen hebben. De bewegingen van de massage zijn speciaal opgebouwd om jouw kalme en liefdevolle energie aan je kind door te geven.

ALGEMENE RICHTLIJNEN

Herhalingen

Iedere beweging moet een minimum aantal keren herhaald worden. Maar je kan meer doen! Naarmate je meer ervaring krijgt, zal je automatisch sommige bewegingen vaker doen of meer tijd aan een of meer plaatsen besteden. Een standaard massage kan 10-15 minuten duren, maar kan ook dubbel zo lang uitlopen.

Aanraking

Qigong massage is eerder kloppen en duwen en niet wrijven en kneden zoals bij traditionele massages. Het is aangewezen om op iemand te oefenen om het juiste gewicht en snelheid aan te voelen. Je moet genoeg gewicht in je klopjes leggen om de energie onder de huid vrij te maken: stevig en gericht - je wilt dat de gasbelletjes naar boven komen, dat de qi circuleert - maar nooit hard of pijnlijk. De richting van je handen is niet belangrijk (behalve rond de oren), de richting van het kloppen en het aanraken wel. Je kind zal verbaal of door lichaamstaal aangeven om vlugger of langzamer te gaan, zwaarder of lichter, en zo zal je automatisch je aanrakingen op je kind afstemmen. Vergeet echter het einddoel niet.

> *Vergeet niet om de speldjes en haarbanden uit het haar van je kind te halen. Oorbellen, armbanden en kettingen zijn ok zolang ze niet in de weg zitten.*

Als je ondervindt dat je kind moeilijk reageert op bijvoorbeeld het hoofd, handen of voeten, vermijdt die plaatsen dan **niet**. Dat zijn plaatsen waar je kind *extra hulp* nodig heeft. Probeer minder druk te geven, lichter en vlugger te kloppen, en dit een paar keer te herhalen. Als je kind kittelig is op een bepaalde plaats, wil dat zeggen dat die plek "leeg" is. Duw dan zachtjes op de plek. Luister, kijk, en pas je aan!

De vorm van je hand

De vorm van je hand is belangrijk, en dit om twee redenen: het zorgt voor een aanraking die comfortabel is en voor een betere doorstroming van de energie. Je hand is in het dagelijks gebruik een *contact* met andere mensen. We begroeten elkaar met een handdruk. We schudden de handen uit respect en houden elkaars handen vast uit liefde. Vanuit de holte van je handpalm verbindt de qi-energie zich rechtstreeks met het hart. Als je hierop begint te letten zal je vaststellen dat mensen instinctief dit verbindingspunt gebruiken - het is precies de verbinding met onze emotionele kern. We tonen het zelfs aan anderen als we naar elkaar wuiven. In de Westerse wereld spreken we over *"liefdevolle aanraking".*

De Chinese geneeskundige omschrijving is: we geven qi-energie van ons hart door via de palm van onze hand. Als we onze hand lichtjes kopvormig maken creëren we lucht in de holte. Die is met qi-energie gevuld. En zo kloppen we lichtjes met die kopvormige hand. Praktisch gezien: je moet je hand lichtjes buigen, geen vlakke hand gebruiken; maar tevens er voor zorgen dat de vingers genoeg ontspannen zijn om het lichaam van je kind te kneden. Bij de oren gaan we anders te werk. Je klopt *rond* de achterkant van de oren, niet op de oren. Spreid ook je vingers zodat er lucht tussen kan. Er mag geen lucht in het oor zelf terecht komen. Je vingers zullen automatisch de punten vinden die de oren stimuleren.

INTENTIE

Voor iedere volgende beweging wordt er een bepaald doel gesteld. Stel dat je je kind wil leren fietsen. Als volwassene weet je dat je tot doel hebt om je kind te leren fietsen, maar je weet ook dat dit niet onmiddellijk zal lukken. Je staat klaar om te helpen, maar uiteindelijk zal je kind volgens zijn eigen ritme leren fietsen. Hetzelfde geldt als je werkt met de energie van je kind. Je kan het niet forceren, maar je kan het begeleiden met je handen en kennis, en je kind emotioneel ondersteunen tijdens dit leertraject. Je beslist zelf wanneer je denkt te moeten stoppen met een bepaalde beweging of wanneer je meer aandacht moet geven. De ene dag zal je meer vooruitgang boeken dan de andere. Gebruik je intuïtie en respons van je kind om te beslissen wanneer het tijd is voor de volgende stap.

REACTIES

Er zijn reacties die een specifieke betekenis hebben. Een aantal worden vermeld in de beschrijving van de bewegingen, maar je vind ook een alfabetisch lijst in het volgende hoofdstuk. Het is belangrijk om deze reacties te herkennen en de massage hierop aan te passen. Bijvoorbeeld: neuriën is zo'n reactie waar je misschien niet onmiddellijk acht op zult slaan. De benen die omhoog komen, kittelig reageren, de handen van je kind op die van jou, ... Hoe je deze reacties herkent en er op moet reageren wordt in dit hoofdstuk beschreven en is een belangrijk onderdeel van het succes. Eens dat je de twaalf bewegingen onder de knie hebt en de reacties van je kind begrijpt, zal je de massage als één van de meest fascinerende en waardevolle onderdelen ervaren van dit avontuur.

DE BEWEGINGEN

Hou het doel van deze twaalf qigong bewegingen in het oog: de bedoeling van iedere beweging is om de geblokkeerde energiekanalen vrij te maken, om de zwakke energiestroom en bloed circulatie te bevorderen, en om qi-energie door het lichaam van je kind te laten stromen zodat het op een gezonde en evenwichtige manier kan opgroeien.

In het begin zal je bijna overal - behalve aan de handen en voeten - blokkades tegenkomen die opgelost moeten worden. We passen dan luchtige en vlugge taps toe. Hou het hoofd en de voeten van je kind in de gaten. Hij zal dikwijls niet willen gaan liggen of zijn hoofd naar boven houden. Het eerste doel is om de energie vanaf het hoofd naar beneden te laten stromen. De energie stroomt naar beneden op het moment dat hij zijn hoofd neerlegt. Zodra die energie naar beneden stroomt komt het tot aan de voeten en zal je zien dat hij zijn voeten op de tafel neerlegt.

Wanneer een blokkade moet opgeheven worden, zal het kind dikwijls helpen door te beginnen neuriën. Als je dit hoort dan blijf je bij die plek en blijft op dezelfde manier doorkloppen tot wanneer het neuriën stopt, ga dan pas verder naar de volgende beweging. De blokkade is nu opgeheven en de leegte er achter kan nu gevuld worden.

BEWEGING 1

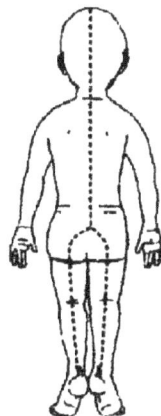

Opent de hersenen en de zintuigen
Kalmeert
Onderdrukt de neiging om op de tenen te lopen
Stimuleert het immuunsysteem
Zorgt voor de aarding van de energie

Minstens drie keer uitvoeren.

Het beginpunt van deze beweging is één van de twee belangrijkste punten die we voor de hersenen gebruiken. Het ligt boven op het hoofd, net boven de vroegere fontanel. Om een goed resultaat te bekomen is het belangrijk om op de juiste plek te beginnen, zit je er naast dan zal de massage minder effectief zijn. De afbeelding rechts laat je het startpunt zien. Op de middellijn waar de schedelrand en de nek samenkomen ligt het tweede punt dat helpt om het brein te openen. Dit punt specifiek helpt je kind bij het oriënteren of het hoofd draaien wanneer je hem aanspreekt.

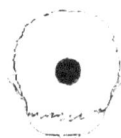

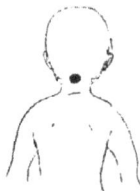

POSITIE VAN HET KIND:

Liggend op de buik met het hoofd naar beneden of opzij. Als je kind niet wilt gaan liggen kan je beginnen terwijl het zit of staat. Voel aan wanneer het de neiging heeft om dan toch te gaan liggen.

DOEL:

Fysieke en emotionele steun te geven terwijl je kind zich aan het begin van de massage aanpast. Deze beweging stimuleert de hersenen en laat de energie van het hoofd naar de voeten lopen. Je wilt zo bereiken dat je kind ontspannen gaat liggen voor de massage.

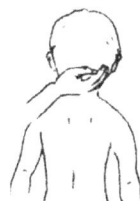

DE BEWEGING:

Klop met één hand zachtjes op de zachte plek boven op het hoofd tot de nek zich ontspant en je kind het hoofd neerlegt. Klop dan zachtjes via de middellijn naar beneden, draai je hand opzij en klop de basis van de schedel. Ga door langs de nek en de ruggengraat, langs de benen tot aan de buitenste enkels en beëindig met enkele taps op de hielen.

KIJK:

Als je kind bij het begin het hoofd niet wilt neerleggen of de nek ontspant zich niet, blijf dan gedurende enkele minuten boven op het hoofd doorgaan alvorens verder te gaan. Als je kind begint te wriemelen wanneer je aan de onderkant van het hoofd komt - waar dikwijls een blokkade is - blijf dan zachtjes kloppen totdat de nek zich ontspant. Als je kind de knieën buigt of de hielen komen naar boven, klop dan vanaf de knieën tot aan de voeten totdat de benen ontspannen en plat liggen.

LUISTER:

Neuriën. Als je kind begint te neuriën blijf dan op die bewuste plek verder kloppen totdat het neuriën stopt.

TIJDSPANNE:

Het kan een tweetal maanden duren alvorens je kind plat op de buik gaat liggen voor de massage en het hoofd en de benen neerlegt.

ENERGIE EN CIRCULATIE:

Stimulatie van de punten boven op het hoofd en aan de schedelrand bevordert de energie- en bloedstromen zodat de hersenen zich kunnen openstellen om te leren. Zodra de druk in het hoofd verdwijnt stopt het headbangen. Zodra de energie via de rug naar beneden stroomt stopt het kind met op de tenen te lopen. Zodra je kind de energie leert aarden zal het minder uitvliegen wanneer het opgewonden is en minder met de handen flapperen.

TEKENEN VAN VOORUITGANG:

Je kind begint zich bewust te worden van de wereld om zich heen.

BEWEGING 2

Herstelt de overgevoeligheid van de huid.
Helpt bij zindelijkheidstraining.
Bevordert het afvoeren van toxines uit de
organen.
Stimuleert de werking van de organen.

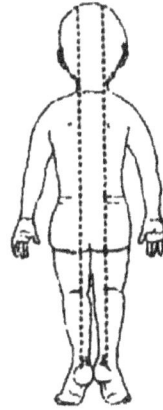

Minstens drie keer uitvoeren.

POSITIE VAN HET KIND:

Ligt op de buik met het hoofd naar beneden of opzij.

DOEL:

Ondersteuning tijdens het activeren van de organen en punten in de hersenen terwijl de energie tot aan de voeten stroomt. Het doel is om alle blokkades op te heffen zodat je kind kalm en plat blijft liggen tijdens deze beweging.

DE BEWEGING:

Plaats je handen naast het punt boven op het hoofd en klop een paar keer. Houd de handen parallel en klop tot aan de basis van de schedel. Draai één hand opzij, klop de nek. Vervolgens met beide handen, parallel, langs de ruggengraat, via de benen naar de buitenste enkels en de hielen. Beëindig met enkele taps op de hielen.

KIJK:

Zelfde punten als bij beweging 1. Indien je een vreemde smaak in je mond of een vreemde reuk waarneemt, komt dat doordat er toxines vrijkomen uit de organen van je kind. Doe dan de beweging een paar keer extra. Dit geldt voor alle bewegingen, maar is vooral belangrijk voor deze.

LUISTER:

Neuriën. Als je kind begint te neuriën blijf dan op die plek verder werken totdat het neuriën stopt. Het is een indicatie dat er reactie is op die bepaalde plaats.

ENERGIE EN CIRCULATIE:

De circulatie van bloed en energie stimuleert de waarnemingen van de huid, waardoor over- of onder gevoeligheid van de huid wordt gebalanceerd. Het kind kan voelen wanneer de pamper nat of vuil is of wanneer het naar het toilet moet. Een grote hulp bij de zindelijkheidstraining. De functie van de organen wordt gestimuleerd doordat toxines afgevoerd worden. De extra pats op de hielen houden de energie beneden. Dus keer niet te vlug terug naar het hoofd. Je kind wordt rustiger. Geleidelijk aan, als alle blokkades zijn verdwenen, zal je kind gedurende de hele sessie stil blijven liggen.

TEKENEN VAN VOORUITGANG:

Als je kind ongevoelig is voor pijn of een natte luier niet voelt zal dit veranderen.

BEWEGING 3

Vermindert extreme emoties.
Verhoogt de tolerantie van frustraties.
Maakt toxines vrij.

Minstens drie keer uitvoeren.

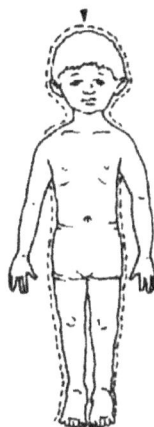

POSITIE VAN HET KIND:

Ligt op de rug met het gezicht naar boven.

DOEL:

Interactie met de reacties van je kind. Het opheffen van de blokkades die je tegen komt.

DE BEWEGING:

Begin boven op het hoofd en kom langs de zijkanten naar beneden. Vorm je hand als een kommetje rond de oren, vingers naar de achterkant van het hoofd, en klop op die plaats extra lang om de blokkades die zich daar dikwijls bevinden op te heffen. Hou de vingers lichtjes gespreid en druk niet op de oren. Je kind zal het in het begin misschien niet leuk vinden als de oren geblokkeerd zijn, maar zolang je weet dat je geen pijn doet hou dan vol. Dit is een belangrijk punt in de massage. Klop dan langs de zijkanten van de nek, boven op de schouders, langs de zijkanten van het lichaam, de heupen, de benen, tot aan de enkels.

KIJK:

Als je kind enige of afwisselende bewegingen van links naar rechts maakt wil dat zeggen dat de kanalen langs het lichaam geactiveerd worden en dat de qigong werkt. Let op de blokkades die je tegenkomt rond de oren en in de hals zodat je daar meer tijd voor kan nemen tijdens beweging 4.

ENERGIE EN CIRCULATIE:

Het kloppen boven op het hoofd en tokkelen rond de oren opent de circulatie naar de oren en helpt om een verbinding te maken tussen de ogen en de oren zodat het kind tezelfdertijd kan kijken en horen. Wanneer beide zijden van het lichaam samen kunnen werken zal het kind beter drift en emoties kunnen beheersen.

NA VERLOOP VAN TIJD:

Als alle blokkades zijn opgeheven en de energie vrij naar beneden circuleert zal je kind rustig liggen. Er zullen momenten zijn dat het kittelig is. Pas het kloppen dan aan: doe het langzamer met meer druk om de circulatie te bevorderen.

TEKENEN VAN VOORUITGANG:

Je zult verrast zijn als je kind je ineens aankijkt in plaats van naast je. De woedeaanvallen zullen dramatisch afnemen of zelfs stoppen.

BEWEGING 4

Opent de oren,
helpt het kind te luisteren.
Stimuleert het aanleren van de spraak.

Minstens drie keer uitvoeren.

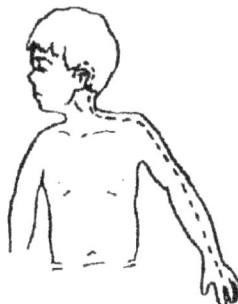

POSITIE VAN HET KIND:

Ligt op de rug met het gezicht naar boven.

DOEL:

Om de blokkades in de oren en nek te ontdekken. Om te reageren op de lichaamstaal van je kind (bijv. kittelig, of neemt je hand vast) en dan verder te gaan om de energie door te laten stromen.

> *Om niet telkens van de ene zijde naar de andere zijde van het lichaam te moeten gaan kan je bewegingen 4, 5 en 6 eerst langs één zijde doen en dan langs de andere zijde.*

DE BEWEGING:

Vorm je hand als een kommetje rond de oren, vingers naar de achterkant van het hoofd. Klop achter het oor en kom dan langs de zijkant van de hals naar beneden. Wacht tot de nek zich ontspant. Klop boven op de schouder, langs de arm tot op de buitenkant van de hand. Het is goed om met één hand te kloppen en met de andere de hand van je kind vast te houden.

KIJK:

Onbehaaglijkheid rond het oor of langs de hals, zeker wanneer je kind veel oorontstekingen heeft gehad, wanneer het niet lijkt te horen of nog niet praat. Het is dan heel belangrijk om deze beweging meerdere keren te herhalen. Klop lichter en ga vlugger over die plaatsen die pijn doen, maar doe het! Wanneer de oren of de hals kittelig zijn, in plaats van onbehaaglijk, druk dan langzaam en zacht rond het oor in plaats van te kloppen. Als je kind de hand opheft en die van jou aanraakt, schakel dan ook over naar een langzame druktechniek. Als je kind tegenstribbelt en je hand wegduwt kan je proberen om tegelijkertijd rond het oor en op de schouder te kloppen, of enkele keren langs de arm naar beneden te kloppen, net onder het oor beginnend. Probeer daarna terug rond het oor te kloppen.

LUISTER:

"Au", dat wil zeggen dat je de aanraking moet aanpassen, werk sneller en lichter. Als je kind neuriet: blijf op dezelfde plaats tot het neuriën stopt.

ENERGIE EN CIRCULATIE:

Bij autisme liggen er verschillende lagen van blokkades rond het oor. Je kind zal op een bepaald moment de vlugge, lichte pats nodig hebben, gevolgd door de langzame drukbeweging. Dat wil zeggen dat een bepaalde laag gedeblokkeerd is en dat de circulatie hersteld is. Dan moet weer de volgende laag gedeblokkeerd worden. Dit kan zich een paar keer herhalen totdat de circulatie rond het oor volledig gedeblokkeerd is.

NA VERLOOP VAN TIJD:

Deze plaats zal geleidelijk aan beter aanvoelen voor het kind en dan merk je dat je er minder voorzichtig mee moet zijn.

TEKENEN VAN VOORUITGANG:

Zodra het kind minder weerstand biedt tegen aanraking rond het oor, zal het merken dat je spreekt en begrijpen wat je zegt. Wanneer het dan aandacht geeft en begrijpt wat er gezegd wordt zal het zich zelf willen uitdrukken door te spreken.

BEWEGING 5

Helpt het kind om sociaal contact te maken.
Vergemakkelijkt oogcontact.

Minstens drie keer uitvoeren.

POSITIE VAN HET KIND:

Ligt op de rug met het gezicht naar boven.

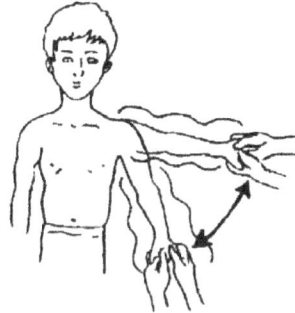

DOEL:

De aandacht van je kind trekken en behouden. Contact maken. Gebruik je stem en een schuddende beweging om de aandacht van je kind te trekken zodat het je aankijkt en oogcontact maakt. Zodra je oogcontact hebt probeer dit zo lang mogelijk aan te houden door de oefening speels te maken en dit zolang je kind zich er goed bij voelt.

DE MASSAGE:

Sta naast je kind, kijk naar zijn gezicht en houd zijn hand in beide handen vast. Hou duim en wijsvinger van één hand tussen de tweede en derde vinger van je kind, de vingers van de andere hand tussen de derde en vierde. De rest van je handen ontspannen rond de hand van je kind. Trek zachtjes aan de arm van je kind tot het volledig ontspannen is, de ellenboog en de pols gestrekt. De energie kan zo vanuit de arm naar de vingers stromen. Schud zachtjes, beweeg de arm in een boog tot op schouderhoogte en terug. Doe dit op een zachte en speelse manier, kijk naar het gezicht van je kind, en zeg bijvoorbeeld "op", "op", "op" en "neer", "neer", "neer".

KIJK:

Je kind draait het hoofd en maakt oogcontact tijdens deze beweging. Als de schouder gespannen is en opgetrokken: klop enkele keren vlug via de zijkant van de hals naar beneden, langs de bovenkant van de schouder naar de arm.

ENERGIE EN CIRCULATIE:

Deze beweging stuurt een golf van energie naar de borst om het centrum, het hart, te openen. De Chinezen noemen deze plek de middelste dantien. Dit is het centrum van gevoelens en het verlangen om contact te maken met anderen.

NA VERLOOP VAN TIJD:

Je kind zal oogcontact maken en glimlachen tijdens deze beweging. Dat wil zeggen dat deze beweging de basisreflexen van de hersenen coördineert, de mogelijkheid om een persoon aan te kijken, oogcontact te maken en voor sociaal contact open te staan. Je zou samen kunnen beginnen praten of liedjes zingen.

TEKENEN VAN VOORUITGANG:

Je kind zal meer en meer oogcontact beginnen maken. Na verloop van tijd zal het ook met andere personen contact beginnen maken.

BEWEGING 6

Helpt bij praten.

Minstens drie keer uitvoeren.

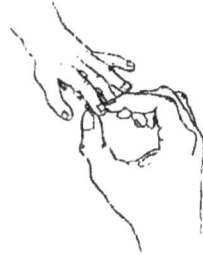

POSITIE VAN HET KIND:

Ligt op de rug met het gezicht naar boven.

DE BEWEGING:

Hou de hand van je kind zachtjes vast. Gebruik de wijsvinger en duim van je andere hand om zachtjes langs de zijkant van iedere vinger te wrijven. Korte afwisselende aaitjes vanaf de basis tot aan de vingertop. Als de vingers heel zacht zijn druk dan zachtjes in plaats van te aaien.

KIJK:

Zachte of kittelige vingers wijzen er op dat er niet genoeg circulatie is. Schakel dan over van aaien naar duwen. De ene vinger zou gevoeliger dan de andere kunnen zijn. Herhaal de drukbewegingen totdat de vingers niet meer gevoelig zijn. Soms lokt deze beweging een hevige beenbeweging uit. Herhaal dan de beweging totdat de benen stil liggen. Dit is een teken dat de hersenen van het kind de verbinding maken tussen de handen en de voeten. Het is normaal dat een kind dat nog niet spreekt de tong en de lippen beweegt tijdens deze beweging. Dit is een positief teken. Het geeft aan dat de hersenen de verbinding maken met de spraak. Ga verder met het masseren van de vingers totdat de lipbewegingen stoppen.

LUISTER:

Het zou kunnen dat, wanneer de borst zich voor het eerst opent, je kind begint te giechelen of te lachen. Dat betekent dat het gevoelscentrum zich opent en het kind blij is.

ENERGIE EN CIRCULATIE:

In het begin is er gewoonlijk niet genoeg circulatie in de vingers. Later, eens dat de bloedstroom hersteld is, zullen de vingers comfortabeler en ontspannen zijn. Iedere vinger is verbonden met een verschillend deel van het lichaam. De duim met de longen, de wijsvinger met de sinussen, de middelvinger met het hart, de ringvinger met de oren en de pink met de tong/spraak.

NA VERLOOP VAN TIJD:

De gevoelige plekken zullen verdwijnen en je kind zal genieten van de vingermassage.

TEKENEN VAN VOORUITGANG:

De spraak verbetert.

BEWEGING 7

Zichzelf sussen, kalmeren.
Hulp bij veranderingen.

Minstens drie keer uitvoeren.

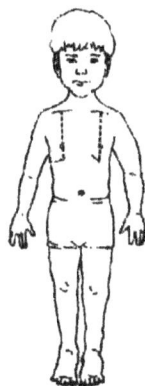

POSITIE VAN HET KIND:

Ligt op de rug, gezicht naar boven.

DOEL:

Het prikkelen en verbeteren van de mechanismen in het autonoom zenuwstelsel, bevordert zelfbeheersing.

DE BEWEGING:

Gebruik beide handen. Druk langzaam en zacht op de borst vanaf het sleutelbeen, langs de tepel naar de onderkant van de ribben. Dit doet geen pijn daar de ribben gemaakt zijn om te bewegen wanneer we in- en uitademen. Druk hard genoeg - zoals bij het knuffelen - om de ribben te bewegen. Herhaal de bewegingen totdat je kind in de ogen wrijft en begint te geeuwen.

KIJK:

Tekenen van slaperigheid, zoals in de ogen wrijven of geeuwen, duiden er op dat de mechanismen om tot rust te komen geprikkeld worden. Als je dit ziet, herhaal dan de beweging enkele keren extra om de reactie van het zenuwstelsel te verstevigen. Kijk speciaal uit naar de handen. Als die worden opgeheven naast of op die van jou, dan wil dat zeggen dat de borst openstaat en met kalmerende energie gevuld wordt. Wanneer dit gebeurt, leg dan je hand op die van je kind, neem de hand en doe de beweging samen.

LUISTER:

Het zou kunnen dat je kind begint te neuriën of te zingen tijdens deze beweging. Daarna zal het rustig blijven liggen.

ENERGIE EN CIRCULATIE:

Diep in de borst bevindt zich de middelste dantien, de energiebron voor onze gevoelens, onze sociale identiteit. Als deze plek zich openstelt zal het kind zijn gevoelens beter kunnen uiten. "Mama, ik ben verdrietig",

"Papa, ik ben blij". Zodra deze plek openstaat zal het gevuld worden met zowel de energie van het kind als de energie van de ouders.

NA VERLOOP VAN TIJD:

Je kind zal kalm worden, in de ogen wrijven en vlugger geeuwen dan bij het begin van de sessie.

TEKENEN VAN VOORUITGANG:

Veranderingen en overgangen worden gemakkelijker en het kind kan zelf tot rust komen, krijgt meer zelfbeheersing.

Na een paar maanden kan het kind meer ontspannen tijdens de massage. Wanneer dit het geval is, en beide ouders beschikbaar zijn, overweeg dan om "helpende handen" toe te voegen. Deze techniek wordt aan het einde van dit hoofdstuk beschreven.

BEWEGING 8

Helpt bij de spijsvertering.
Helpt in geval van diarree of verstopping.

Doe drie reeksen van negen.

POSITIE VAN HET KIND:

Ligt op de rug, gezicht naar boven.

DOEL:

Om het spijsverteringsstelsel te ledigen en te verstevigen. Blokkades te zoeken om ze op te heffen. Uitkijken naar emoties en ze laten opborrelen en verdwijnen. Uitkijken wanneer het tijd is om helpende handen uit te nodigen.

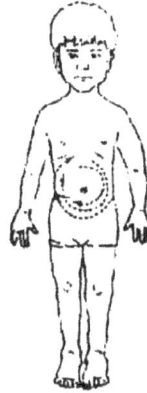

DE BEWEGING:

Beweeg je hand zachtjes in grote cirkels rond de navel. De richting waarin je wrijft of aanraakt - met of tegen de klok mee - is heel belangrijk. Er zijn drie reeksen van negen cirkels. Je begint met negen cirkels in één richting, draai dan om in de andere richting om daarna in de originele richting terug te komen. Als de stoelgang van je kind normaal of zacht is, maak negen cirkels met de klok mee, negen tegen de klok in en terug negen met de klok mee. Als je kind geconstipeerd is begin je de bewegingen tegen de klok in.

De tegen de klok in beweging is altijd lichter en vlugger dan de beweging met de klok mee. Wanneer je tegen de klok in beweegt denk dan aan het naar boven en naar buiten trekken van een spiraal van geblokkeerde energie. Wanneer je met de klok mee beweegt vertraag dan en denk aan het overbrengen van jouw energie naar binnen. Dat klinkt gecompliceerd, maar het is gemakkelijk om te onthouden. Denk aan een schroef die losgedraaid moet worden. Je draait tegen de klok in. Zo komt ook de ontlasting er uit. Of denk aan het vastdraaien van een schroef, met de klok mee. In dit geval wanneer de ontlasting normaal of te los is.

KIJK:

Wanneer je kind heel ontspannen is en begint te brommen is dat een teken dat de energiebron in de onderbuik aan het vullen is. Vertraag dan en doe enkele extra bewegingen met de klok mee totdat het brommen stopt.

Als de knieën zachtjes omhoog komen is dat eveneens een teken dat de buik gevuld wordt. Ga verder in de richting van de klok totdat ze ontspannen terug neerliggen.

Als de knieën gespannen omhoog komen wil dat zeggen dat de energie geblokkeerd is en niet via de benen kan wegvloeien. Stop dan met op de buik te wrijven. Klop dan met vlugge taps op de benen vanaf de heupen tot beneden totdat de benen ontspannen. Ga dan verder met de buiksessie. Blijf de bewegingen herhalen totdat de benen ontspannen zijn. Als je kind zijn hand opheft in jouw richting wil dat zeggen dat de energiebron in de onderbuik aan het vullen is. Vertraag en ga verder.

LUISTER:

Een laag, diep gebrom. Dit wil zeggen dat de energiebron in de onderbuik aan het vullen is en versterkt wordt. Ga verder totdat het brommen stopt.

ENERGIE EN CIRCULATIE:

Deze beweging helpt om constipatie op te heffen of diarree te beëindigen. Het versterkt ook het vermogen om voedsel op te nemen. Diep in de buik bevindt zich de onderste dantien, het centrum van de vitaliteit. Wanneer de darmen normaal functioneren kan dit centrum gevuld worden. Dit kan geholpen worden door "helpende handen" te gebruiken.

NA VERLOOP VAN TIJD:

De stoelgang van je kind zal veranderen. Pas dan de richting van de bewegingen aan.

TEKENEN VAN VOORUITGANG:

De darmen van je kind zullen normaler beginnen functioneren en de eetlust zal verbeteren. Je kind zal meer eten, nieuwe smaken proberen, waardoor de gezondheid zal verbeteren.

BEWEGING 9

Maakt toxines vanuit de buik vrij.
Verstevigt de benen.

Minstens drie keer uitvoeren.

Beweging 9 is heel belangrijk omdat het de
kanalen open zet die de toxines vanuit de
buik draineren.

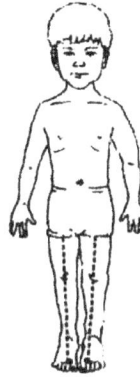

POSITIE VAN HET KIND:

Ligt op de rug, gezicht naar boven.

DOEL:

De blokkades in de benen opheffen en te controleren of de verbinding tussen de benen en de buik sterk en open is.

DE BEWEGING:

Gebruik een hand voor ieder been. Klop vanaf de top van de heupen tot aan de scheenbenen en tot boven op de voeten.

KIJK:

Wanneer je kind de knieën optrekt wil dat zeggen dat het lichaam probeert om toxines te verwijderen. Ga verder met zachtjes en vlug te kloppen op de top van de heupen totdat de benen zich ontspannen. Als de benen kittelig of gevoelig zijn is er niet genoeg bloedcirculatie. In plaats van dan zachtjes en vlug te kloppen, vertraag en geef meer druk.

LUISTER:

Giechelen of "au" wijst er op dat de benen "leeg" zijn, schakel dan over naar langzame diepe druk.

ENERGIE EN CIRCULATIE:

De bloedstroom bereikt eerst de huid en vult dan de benen. Als de benen zwak waren, worden ze op deze manier sterker.

NA VERLOOP VAN TIJD:

Je kind zal zich ontspannen en van de massage genieten.

TEKENEN VAN VOORUITGANG:

Na de eerste massages kan het dat je kind een donkergroene, stinkende ontlasting heeft. Dat is goed nieuws want dat betekent dat er oude gal uit de lever loskomt. Was je kind geconstipeerd dan zal de ontlasting normaler worden. De benen worden sterker.

Wanneer je bij beweging 10 komt zal je merken dat je kind en jijzelf zo ontspannen zijn dat de laatste drie bewegingen bijna in stilte verlopen.

BEWEGING 10

Kalmeert.
Bevordert de slaap.

Ongeveer negen keer herhalen.

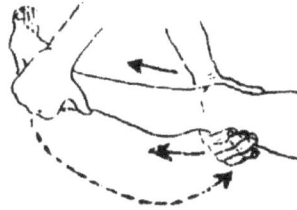

POSITIE VAN HET KIND:

Ligt op de rug, gezicht naar boven.

DOEL:

Al de qi naar beneden brengen, naar de benen en de hielen, waardoor het kind kalmeert en zich ontspant.

DE BEWEGING:

Met beide handen langzaam en gelijk strelen langs het been. Begin bij de achterkant van de knie terwijl de andere hand aan de hiel eindigt. Verwissel van hand. Ga verder totdat het been los en ontspannen is.

KIJK:

Wanneer je kind kittelig is of giechelt wil dat zeggen dat deze plaats zwak of leeg is. Doe het dan langzamer en geef meer drukking of schakel over naar zachtjes knijpen.

LUISTER:

Nu zouden je kind en jijzelf stil moeten zijn.

NA VERLOOP VAN TIJD:

Indien je de massage doet voor het slapen gaan zal je kind snel in slaap vallen.

TEKENEN VAN VOORUITGANG:

Het naar bed gaan en slapen wordt makkelijker.

BEWEGING 11

Maakt benen en buik vrij.
Vult de tenen.

Voer dit drie keer uit voor iedere teen.

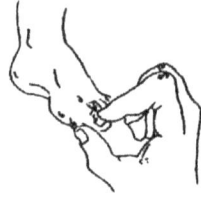

POSITIE VAN HET KIND:

Het kind ligt op de rug, gezicht naar boven.

DOEL:

De tenen met energie te vullen en ze klaar te maken om te wrijven, duw of "fiets" wanneer het nodig is.

DE BEWEGING:

Zoals bij beweging 6: gebruik duim en wijsvinger om zachtjes de kanten van iedere teen te wrijven vanaf de basis tot aan de nagel. Dat is moeilijk bij kleine teentjes. Als je niet aan de basis kan geraken, wrijf dan zo ver je kan. Denk er aan om altijd in de richting "basis naar nagel" te werken. Als de tenen te gevoelig zijn, druk dan zachtjes boven op en onder aan iedere teen.

DE "FIETSBEWEGING":

als je kind zijn voet terugtrekt omdat zelfs het duwen gevoelig is, volg dan die beweging en leidt zijn voet in een fietsbeweging. Zo worden de grote spieren van het been gebruikt om bloed naar de tenen te sturen. Iedere keer als de voet neerkomt wordt er bloed in de teen gepompt. Hou de teen vast en doe een andere fietssessie. Wanneer de voet naar beneden komt herhaal de beweging dan met de volgende teen. Werk alle tenen af.

KIJK:

Als één van de tenen gevoeliger is dan de andere, druk dan zachtjes in plaats van te wrijven en besteed er meer tijd aan.

LUISTER:

"au" of giechelen wil zeggen dat er niet genoeg circulatie is in de tenen. Als je dit hoort schakel dan onmiddellijk over op druk. Beweeg de huid niet, alleen boven en onder duwen.

ENERGIE EN CIRCULATIE:

In het begin is er gewoonlijk niet genoeg circulatie in de tenen. De fietsbeweging is dikwijls nodig waardoor er bloed naar de tenen gestuurd wordt. Iedere teen is verbonden met een bepaald deel in ons lichaam. De grote, tweede en derde teen met de spijsvertering, de vierde met de lever en gal en de kleine teen met de nieren en blaas.

NA VERLOOP VAN TIJD:

Als je in het begin de fietsbeweging moet doen zal je na verloop van tijd kunnen duwen, of zelfs wrijven zonder dat je kind de voeten terugtrekt. De tenen zullen minder gevoelig worden en je kind zal dit deel van de massage graag hebben.

TEKENEN VAN VOORUITGANG:

Het zal gemakkelijker zijn om de nagels te knippen. Motorische vaardigheden zullen verbeteren. De gezondheid zal vooruitgaan.

BEWEGING 12

Stuurt energie naar de hersenen.
Helpt om de bovenste dantien te vullen om fysieke vitaliteit, sociaal gedrag en leergedrag te verbeteren.

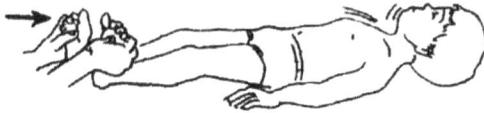

Voer een reeks van negen impulsen uit.
Kan verschillende keren herhaald worden.

POSITIE VAN HET KIND:

Ligt op de rug, gezicht naar boven

DOEL:

Op dit punt van de massage het kind in een staat van volledige ontspanning gebracht te hebben. Met iedere impuls een voedende energie te sturen van de voeten naar het hoofd, via de buik, de borst naar de hersenen.

DE BEWEGING:

Zorg er voor dat het hoofd van je kind recht ligt. Soms zal je partner zachtjes het hoofd in een neutrale positie moeten houden om te verhinderen dat de hals opzij draait. Neem een voet in iedere hand, duim en wijsvinger zoals op de tekening is te zien. Als de voeten in het begin te gevoelig zijn, plaats dan de palm van je hand tegen de voetzolen en buig je vingers over de tenen. Zet je schrap met een rechte rug en een voet voor de andere. Druk negen keer zachtjes, langzaam en regelmatig tegen de voet. Omdat het langzaam gaat is het misschien gemakkelijk om hardop te tellen. Concentreer je op het sturen van je positieve energie naar je kind, vul de bovenste dantien. Als de reeks van negen impulsen beëindigd is, vraag dan aan je kind of het nog een reeks wilt. Herhaal zo dikwijls het kind het vraagt.

KIJK:

Als je deze beweging correct uitvoert zal je merken dat het topje van de kin lichtjes beweegt. Als je spiertrekkingen bemerkt op het gezicht van je kind, herhaal dan deze beweging totdat ze stoppen of totdat je kind vraagt om te stoppen. Moest je in de hersenen van je kind kunnen kijken, dan zou je met je eigen ogen zien hoe de hersenen druk bezig zijn om verbindingen te maken.

LUISTER:

Stilte. Eens de tenen gevuld zijn is dit het stilste moment van de massage.

ENERGIE EN CIRCULATIE:

De energie die je naar de voeten hebt overgebracht zal in een voedende energie veranderen die je via de voeten naar boven stuurt om alle lege plekken te vullen en de hersenen te voeden.

NA VERLOOP VAN TIJD:

De voeten zijn dikwijls de laatste plaats waar de circulatie volledig inkomt. Dit kan een paar maanden duren totdat de voeten niet meer gevoelig zijn.

TEKENEN VAN VOORUITGANG:

Je zult vooruitgang zien in de ontwikkeling en het leerproces.

RUST- DE BELANGRIJKE LAATSTE STAP

Het lichaam integreert de massage

Het is belangrijk om het kind na de massage zo lang als het wilt rustig te laten liggen. Er zijn immers veel subtiele - en soms minder subtiele - veranderingen gemaakt in de energiestromen van het kind gedurende de massage. Het vraagt tijd om zich aan te passen aan de nieuwe verbindingen die gemaakt zijn, zowel op fysiek als emotioneel gebied. Als je kind er klaar voor is zal het opstaan of gaan slapen. Volg je kind hierin. Misschien zal het een knuffel willen. De effecten van de massage gaan door. Als je kind hyper is na de massage wilt dat zeggen dat de energie nog niet volledig doorvloeit van het hoofd naar de tenen. Je hebt de energie geactiveerd tijdens de massage, maar het laait terug op naar boven en botst tegen de blokkades in het hoofd, oren of hals. Dit is belangrijke informatie. Dat betekent tevens dat je de volgende keer meer tijd moet spenderen aan de eerste vier bewegingen en dat je de massage op een vroeger tijdstip op de dag moet doen.

HELPENDE HANDEN

Uitgevoerd door een partner terwijl de andere bewegingen 8-11 uitvoert

Het is aangenaam en gezond voor het kind als beide ouders de massage kunnen doen. Na verloop van tijd wordt het een ontspannen, aangename tijd voor iedereen. Eens dat je kind leert om zich te ontspannen gedurende de massage kan je de voordelen van de massage nog verhogen. We hebben reeds gesproken over de drie dantiens, die zich in het hoofd, borst en buik bevinden. Een van de problemen van autisme is dat deze reservoirs leeg blijven of zwak zijn. In de Chinese geneeskunde wordt dit beschreven als een tekort en het is een van de elementaire oorzaken van autisme. Dit tekort of zwakte maakt zich kenbaar door een ontwikkelingsvertraging, zowel op cognitief als emotioneel en fysiek vlak. Daar de energie van de ouders via de palmen van de hand kan overvloeien naar het kind - zodra die plaatsen, dankzij de massage, openstaan om de energie te ontvangen - kunnen de ouders letterlijk helpen om die leegtes te vullen. Je kan zien wanneer je kind hier klaar voor is wanneer zijn lichaam en gezicht kalm en ontspannen zijn.

"Helpende Handen" kunnen gegeven worden door één ouder/partner terwijl de andere bewegingen 8-11 uitvoert. Het hoofd kan zachtjes aangeraakt worden op het voorhoofd, de borst, over het hart en de onderste energiebron met een hand juist onder de navel. Kinderen verkiezen dikwijls de energie van de vader op borst en buik, omdat mannen meestal meer energie doorgeven. Terwijl ze dikwijls de energie van de moeder het liefst op de borst en het hoofd hebben. ***Respecteer altijd de keuze van je kind op dit gebied.*** Kinderen voelen dit intuïtief aan. Het is heel gemakkelijk om als "helpende hand" te fungeren. Leg gewoon je handen zachtjes op de gewenste plaats, relax, en voel je verbinding met het kind. Het verlengt de duur van de massage niet en je kind zal zelf laten weten wanneer het genoeg is. Veel ouders beschrijven dat zowel zijzelf als het kind de uitwisseling van energie voelen.

EEN PAAR GOUDEN TIPS

WERK STEEDS VAN BOVEN NAAR BENEDEN

Nooit van beneden naar boven masseren. De energie moet naar beneden gebracht worden naar de voeten of de vingers. Als je in de verkeerde richting gaat kan het kind hoofdpijn krijgen en dat helpt niet.

DOE MINSTENS ÉÉN VOLLEDIGE MASSAGE PER DAG.

Verander de volgorde van de bewegingen niet. Autisme heeft een weerslag op verschillende lagen en systemen van het lichaam en het hele lichaam heeft ondersteuning nodig - niet alleen de buik bijvoorbeeld. Het succes van iedere beweging is dan ook afhankelijk van de beweging ervoor en erna.

ONBEHAAGLIJKHEID OF ONGEMAK DUIDT ER OP DAT HET KIND MEER HULP NODIG HEEFT OP DIE BEPAALDE PLEK.

Ons instinct zou zijn om te stoppen wanneer het kind zich ongemakkelijk voelt. Onbehaaglijkheid of ongemak duidt er op dat je problemen hebt aangetroffen op die bepaalde plaats, het doel van de massage is dan om die problemen te verlichten en uiteindelijk op te lossen. ***Je zult moeten leren om de juiste aanraking te vinden om die problemen aan te pakken*** - vlugger en lichter kloppen, herhalen, langzamer of meer druk - zoals beschreven in de bewegingen en het hoofdstuk "problemen oplossen".

JE MAG ELKE BEWEGING MEER DAN DRIE KEER UITVOEREN.

Wanneer je voelt dat je kind meer aandacht nodig heeft en verdraagt op een bepaalde plek kan je een beweging meerdere keren uitvoeren.

HET IS MOGELIJK DAT NIET VERWERKTE, OPGESLOTEN EMOTIES TIJDENS DE MASSAGE NAAR BUITEN KOMEN. GA DAN GEWOON VERDER MET HET AFWERKEN VAN DE BEWEGINGEN.

Niet schrikken wanneer je kind ineens sterke emoties vertoont tijdens de massage. Dit gebeurt gewoonlijk wanneer je al een paar maanden bezig bent met de massage. De emotie is gewoonlijk verdriet. *Stop dan niet met masseren.* Dit betekent dat de plaats waar die emoties opgesloten zaten zich opent en geneest. Het is een prachtig teken. Voorzie dat dit kan gebeuren en sta er klaar voor. Je eerste reactie zal zijn dat je wilt stoppen. Het is moeilijk om hier aan te weerstaan. Maar je moet nu écht verder gaan met de massage, de beweging waar je mee bezig bent te herhalen totdat de emotie helemaal is vrijgekomen. Probeer om kalm en nuchter te blijven. Het is zeer waarschijnlijk dat je een verandering zult waarnemen in het gedrag van je kind na zo'n gebeurtenis. Het zal bijvoorbeeld meer ontspannen zijn, waar het eerst gespannen was.

LET OP HET NEURIËN OF BROMMEN.

Wanneer je kind begint te neuriën of brommen, blijf dan op de plek waar je bezig was. Herhaal de beweging totdat het neuriën of brommen stopt. Dit is een goed teken want wilt zeggen dat je kind reageert op de massage.

HOU ALTIJD DE HANDEN VAN JE KIND IN HET OOG.

Zo kan je zien wanneer een plaats geblokkeerd of leeg is. Als zijn handen de jouwe wegtrekken bevind je je waarschijnlijk op een blokkade, ofwel vraagt hij om je aanraking aan te passen. Als zijn handen de jouwe vastpakken, bevind je je op een plek die leeg is.

HOOFDSTUK V

DE TWAALF BEWEGINGEN EN DE LICHAAMSTAAL VAN JE KIND

Zodra je de twaalf bewegingen onder de knie hebt zal je beter de reacties van je kind op elke beweging kunnen waarnemen. De basis lichaamstaal werd in vorig hoofdstuk besproken, namelijk hoe de reacties van je kind op de massage te herkennen: het neuriën, het vastpakken of wegduwen van je handen. In dit hoofdstuk bespreken we elke beweging apart en beschrijven we in detail de verschillende reacties die we in de voorbije jaren hebben waargenomen en wat ze op het vlak van energie betekenen. Deze informatie zal je helpen om geblokkeerde of lege plaatsen waar te nemen en aangeven hoe je je aanraking moet aanpassen.

De reacties van je kind gedurende de massage zijn *geen gedragspatronen* in de echte zin van het woord. Het zijn geen slechte, of negatieve of zelfs bewuste keuzes van je kind. Het zijn fysische reacties op de energie die dankzij jou door het lichaam begint te stromen. In principe zijn er drie manieren waarop de energie gaat stromen door jouw massage:

1. Een energiestroom stuwt door de energiekanalen waarop je werkt
2. De energie stroomt door een kanaal en stoot op een blokkade
3. De energie stroomt in een plek die leeg was en begint deze op te vullen

Wanneer de energie vrij door de kanalen stroomt tijdens de qigong massage begint het lichaam te bewegen - verschillende kanalen zullen verschillende bewegingen in gang zetten - van afwisselende zijwaartse bewegingen van de armen, tot grote op- en neerwaartse bewegingen van de benen. Later, wanneer de energie vrij en zonder weerstand stroomt zal het lichaam stil en rustig worden. Wanneer de energie op een blokkade botst zullen de bewegingen van je kind chaotisch worden. Wanneer de energie een lege plek opvult wordt het lichaam kalm en ontvankelijk.

De eerste stap is om deze verschillende reacties te leren herkennen en hoe er op te reageren. Dat is het uiteindelijke het doel van de massage: werken met qi-energie. Stop de massage niet wanneer het kind begint te reageren. Ga gewoon door en probeer vast te stellen wat er met de energie gebeurt. Volledige doorstroming, blokkade of lege plek. Zodra energie vrij doorstroomt ga dan gewoon door met de beweging totdat de lichaamstaal van je kind weer rust uitstraalt. Ga dan naar de volgende beweging. Als je handelt in functie van de energiestromen zal de massage effectiever zijn en je kind vlugger vooruitgaan. Voordat we iedere beweging individueel gaan bespreken beantwoorden we enkele algemene vragen van ouders.

WAAROM BEGINT MIJN KIND TE NEURIËN OF TE BROMMEN TIJDENS DE MASSAGE?

Dit is een heel normale reactie tijdens het kloppen op de rug of op de borst. Dit betekent dat een blokkade wordt opgeheven en dat daarna de energie op die plek kan doorstromen. Dit signaal betekent dat het kind blij en opgelucht is dat de blokkade verdwijnt. Als het neuriet terwijl je op de rug klopt, bijvoorbeeld op de longen, ga dan door in hetzelfde ritme totdat het neuriën stopt. Ga pas daarna verder naar beneden om de beweging af te werken. Kom dan terug naar dezelfde plaats om te zien of er nog meer opening komt.

WAT BETEKENT HET ALS MIJN KIND ZIJN HANDEN OP DE MIJNE LEGT?

Dat wil zeggen dat die plaats door energie gevuld wordt en dat je kind wilt dat je vertraagt en op die plek blijft totdat deze volledig met energie gevuld is.

WAT BETEKENT HET ALS MIJN KIND MIJN HANDEN WEGDUWT?

Dat wil zeggen dat je niet de juiste techniek hebt voor die bepaalde plek of dat bepaald probleem. Als je snel en licht tewerk gaat, probeer dan te vullen met diepe verticale druk. Als hij nog steeds tegenstribbelt ga dan nog sneller en lichter werken en ga verschillende keren over dezelfde plaats.

WAT BETEKENT HET ALS MIJN KIND MIJN HAND PAKT EN OP ZIJN VOORHOOFD LEGT?

Dit gebeurt gewoonlijk niet gedurende de eerste maanden. Maar het is een heel goed teken wanneer de energiebron in de hersenen gevuld wilt worden. De hersenen staan nu meer open om energie en bloed te ontvangen, en binnen enkele dagen zal je ondervinden dat je kind een nieuwe vaardigheid of gevoel voor humor heeft verworven.

WAT BETEKENT HET ALS MIJN KIND OPEENS GEK BEGINT TE DOEN EN GRAPJES MAAKT?

Humor is een cognitieve vaardigheid, een situatie langs twee kanten bekijken, het is een prachtig teken dat de hersenen zich ontwikkelen en het kind vooruitgang boekt.

ALGEMENE VRAGEN MET BETREKKING TOT SPECIFIEKE BEWEGINGEN

BEWEGINGEN 1, 2 EN 3

WAT BETEKENT HET ALS MIJN KIND ZIJN HOOFD NEERLEGT OF ZIJN RUG KROMT TIJDENS DE MASSAGE?

Dat betekent dat je er in slaagt om de energie van het hoofd naar de voeten te brengen. Ga door met deze beweging totdat het kind terug ontspannen is, help het om terug op de buik te gaan liggen.

Wat moet ik doen als mijn kind niet wil gaan liggen voor de massage?

Dat betekent dat de energie ergens in het hoofd geblokkeerd is, bijvoorbeeld boven op het hoofd, de oren, de zijkanten en achterkant van de nek. Je kunt de massage zittend of rechtstaand beginnen totdat de energie begint te stromen en je kind klaar is om te gaan liggen.

WAT BETEKENT HET ALS MIJN KIND HYPER IS NA DE MASSAGE?

Dat wil zeggen dat de energie nog niet vrij vanuit het hoofd naar beneden stroomt. Je hebt de energie opgewekt maar het is terug naar boven gestuiterd tegen een blokkade in het hoofd, nek of oren. Probeer de blokkade te lokaliseren, daar waar het kind gevoelig is, en doe enkele lichte en vlugge bewegingen om die plaats te deblokkeren.

WAT BETEKENT HET ALS MIJN KIND NEERLIGT VOOR DE MASSAGE MAAR TIJDENS BEWEGING 1, 2 OF 3 PLOTSELING RECHTKOMT?

Dat betekent dat de energie naar de voeten is beginnen stromen door verschillende lagen heen en ergens een blokkade is tegengekomen. De energie stuitert terug naar boven. Geef aandacht aan dat bepaalde deel van het lichaam die deze reactie heeft uitgelokt, want daar bevindt zich de blokkade. Dit komt dikwijls voor bij de oren en de nek.

WAT BETEKENT HET ALS MIJN KIND OP DE BUIK LIGT EN DE KNIEËN BUIGT EN DE VOETEN OPHEFT?

Dat wil zeggen dat er niet genoeg energie en bloed lans de rug naar beneden vloeit om de hielen te bereiken en ze naar beneden te houden. Je moet dan enkele extra bewegingen vanaf de knieën naar beneden uitvoeren zodat de energie tot aan de hielen kan komen.

WANNEER IK BEWEGING 1 EN 2 DOE FRONST HIJ ZIJN WENKBRAUWEN, KNIPPERT MET DE OGEN OF WRIJFT ER IN. WAT BETEKENT DIT?

Dat betekent dat de kanalen geactiveerd worden, dat je er in slaagt om de energie vanaf zijn voorhoofd en hoofd naar beneden te doen stromen. Dit is een teken dat je succes hebt! Ga verder met de beweging totdat de reacties stoppen.

WANNEER IK BEWEGING 1, 2 OF 3 DOE IS HIJ KITTELIG EN LACHT EN KRONKELT. WAT BETEKENT DAT?

Dat betekent dat de kanalen leeg zijn en je *moet dan onmiddellijk* overschakelen op diepe druk met een langzame beweging om ze te vullen. Ga verder met deze beweging totdat de reacties stoppen. Dit gebeurt gewoonlijk slechts gedurende de eerste dagen.

WAT MOET IK DOEN ALS IK TIJDENS BEWEGING 3 NIET AAN ZIJN OREN MAG KOMEN?

Dat wil zeggen dat ze ofwel geblokkeerd ofwel leeg zijn. Probeer zachtjes op de oren te drukken. Als ze leeg zijn zal je kind dat toelaten, de energie begint de oren te vullen. Ga dan verder met langs de zijkanten van het lichaam te kloppen. Als je niet op zijn oren mag drukken wil dit zeggen dat ze geblokkeerd zijn. De beste methode is dan om over te gaan naar beweging 4.

WAT BETEKENT HET ALS HIJ TIJDENS BEWEGING 3 AFWISSELEND LINKER- EN RECHTERARM OF LINKER- EN RECHTERBEEN BEWEEGT?

Dat betekent dat de kanalen aan de zijkanten van het lichaam geactiveerd worden en dat je er in slaagt om de energie naar beneden te laten stromen. Ga verder met de beweging totdat het bewegen stopt.

BEWEGING 4

Beweging 4 opent de oren. Denk er aan dat de energie van de oren via de arm en de buitenkant van de hand naar beneden stroomt.

HOE KAN IK WETEN OF EEN OOR LEEG IS OF GEBLOKKEERD?

Je kind heeft niet graag dat je op zijn oor klopt. Probeer zachtjes op het oor te drukken. Als dat lukt betekent het dat het oor leeg was en ga dan door met langzaam drukken langs de zijkant van de hals tot aan de hand. Wanneer je kind volledig ontspannen is dan is de leegte door energie opgevuld. Wanneer je kind het drukken niet leuk vindt betekent het dat het oor geblokkeerd is.

WAT BETEKENT HET ALS HET KIND ZOWEL HET KLOPPEN ALS HET DRUKKEN NIET VERDRAAGT?

Dat betekent dat het oor geblokkeerd is. Gewoonlijk is dat het rechter oor, soms beiden. Soms is het de ene dag wel ok en de andere niet. Als dat gebeurt (en het kind heeft geen oorontsteking) wil dat zeggen dat je één laag gedeblokkeerd hebt en op een diepere laag bent aangekomen die ook gedeblokkeerd moet worden.

WAT IS DE OORZAAK VAN AL DIE BLOKKADES?

Het kan het resultaat zijn van oude oorontstekingen, toxische stoffen, of een trauma op die plaats. Het kan zijn dat het een zwakke plek is van bij de geboorte waardoor er meer infecties en problemen optreden. Dan moet je meer deblokkeren en daarna opvullen met energie.

WAT IS DE BESTE MANIER OM EEN OOR TE DEBLOKKEREN?

De beste methode is dat één ouder vlug en lichtjes op het oor klopt met de toppen van de vingers naar de achterkant van het hoofd gericht, terwijl de tweede persoon vlug en lichtjes boven op de schouder klopt totdat de schouder volledig ontspannen is.

Daardoor stroomt de energie door het oor naar de arm. Terwijl je op de schouder klopt kan je af en toe naar de arm gaan en terug. Als de schouder ontspannen is kan je de volledige beweging 4 uitvoeren.

KAN HET OOR ZOWEL GEBLOKKEERD ALS LEEG ZIJN OP DEZELFDE DAG?

Ja. Het kan gebeuren dat je kind ineens reageert en pijn heeft terwijl je het oor vult met energie. Dat wil zeggen dat de energie naar binnen doordringt en op een blokkade stuit. Dan moet je onmiddellijk overgaan tot vlug en lichtjes kloppen totdat de schouder weer ontspannen is. *Soms kunnen verschillende lagen van energie gedeblokkeerd en gevuld worden in één sessie. Onder een blokkade ligt vaak een laag die leeg is.*

BEWEGING 5

Verbetert de sociale vaardigheden van je kind. Denk er aan om oogcontact maken, te glimlachen en te praten tijdens deze beweging. De energie vloeit in de borstkast en tot aan het gezicht. Soms ook naar beneden tot aan de benen.

WAT BETEKENT HET ALS MIJN KIND MIJ AANKIJKT EN LACHT?

Dat betekent succes! Deze beweging coördineert de basis reflexen van de hersenen die nodig zijn voor sociale interactie - het vermogen om het hoofd te draaien en een persoon aan te kijken, het vermogen om oogcontact te maken en het vermogen om de oren af te stemmen op de stem van een ander persoon.

WAT MOET IK DOEN ALS MIJN KIND MIJ NIET AANKIJKT TERWIJL IK BEWEGING 5 UITVOER?

Blijf proberen! Dat gebeurt meestal gedurende de eerste week. Je kunt proberen om harder te spreken wanneer je bijvoorbeeld "op, op, op" zegt om de aandacht te trekken.

WAT BETEKENT HET ALS DE LIPPEN EN TONG VAN MIJN KIND BEWEGEN TIJDENS DEZE BEWEGING?

Dit is een uitstekend teken van vooruitgang. Het wil zeggen dat de energie vanuit de borstkast naar de hersenen is gevloeid en het spraakgebied in de hersenen activeert. Ga verder met de beweging totdat het bewegen van de lippen en tong stopt. Dit kan wel vijf minuten duren.

WAT BETEKENT HET ALS MIJN KIND MET DE BENEN BEGINT TE SCHOPPEN TIJDENS BEWEGING 5 ?

Dat betekent dat de energie vanuit de borstkast naar de benen vloeit. Ga dan langzamer totdat het schoppen stopt.

WAT BETEKENT HET ALS MIJN KIND IN DE OGEN WRIJFT EN GAAPT TIJDENS BEWEGING 5 ?

Dit is een goed teken van vooruitgang. Herhaal een paar keer.

WELKE FOUTEN ZIE JE MEESTAL BIJ BEWEGING 5?

1. De hand van het kind bij de vingers pakken in plaats van de hele hand waardoor het kind zich onzeker voelt.
2. Niet genoeg spanning in de arm hebben om de arm volledig te strekken waardoor de energiestroom de borst niet kan bereiken.
3. De arm strekken voor het lichaam in plaats van de positie naast het lichaam waardoor de energiestroom de borst niet bereikt.
4. De pols is gebogen en blokkeert de energiestroom. De pols moet gestrekt zijn in het verlengde van de arm.

BEWEGING 6

Stimuleert de lippen en de tong voor het spreken.

WAT BETEKENT HET ALS DE VINGERS VAN MIJN KIND KITTELIG OF PIJNLIJK ZIJN?

Dat betekent dat de kanalen leeg zijn, ga onmiddellijk over op de druktechniek. Het helpt ook als de partner zijn hand rustig op het midden van de borst van het kind kan leggen.

WAT TE DOEN ALS VOORGAANDE NIET HELPT?

Je opent de energiestroom naar de arm door zachtjes de oksel te masseren en dan de arm tot aan de hand alvorens weer op de vingers te drukken.

Wanneer je kind je kan begrijpen, maar nog niet praat, is het aan te raden dikwijls beweging 6 te herhalen gedurende de dag.

WAT BETEKENT HET ALS DE LIPPEN EN DE TONG VAN MIJN KIND BEWEGEN TIJDENS DEZE BEWEGING?

Dat betekent succes want de energiestroom vloeit naar het spraakgebied in de hersenen! Ga verder met de beweging totdat het bewegen van de lippen en tong stopt.

WAT MOET IK DOEN ALS MIJN KIND WILD MET DE BENEN SCHOPT TERWIJL IK DE VINGERS MASSEER?

Dit betekent dat de lange kanalen die vanaf de vingertoppen tot aan de top van de tenen lopen geactiveerd worden en samen werken. Ga verder met de massage totdat het schoppen stopt.

WAT BETEKENT HET ALS MIJN KIND SLAPERIG WORDT TERWIJL IK DE VINGERS MASSEER?

Dat betekent dat de energie nu diep in de borst vloeit, rond het hart, en zo de slaap bevordert. Dat is positief! Ga even verder met masseren.

BEWEGING 7

Activeert het zelfregulerend vermogen.

WAT BETEKENT HET ALS MIJN KIND IN DE OGEN WRIJFT EN GAAPT TIJDENS DEZE BEWEGING?

Succes! Dit is heel belangrijk om te ontspannen alvorens te gaan slapen of om veranderingen in de routine te kunnen verdragen. Herhaal deze beweging verschillende keren.

WAT BETEKENT HET ALS MIJN KIND BEGINT TE BOEREN OF HOESTEN TIJDENS DEZE BEWEGING?

Dat wil gewoonlijk zeggen dat er een blokkade is onder het diafragma in de buik en dat beweging 5 energie tegen deze blokkade duwt. Stop met de beweging en ga verder met beweging 8 tegen de klok in om de blokkade op te heffen. In het geval van een chronische constipatie kan het een aantal weken duren alvorens de blokkade weg is.

WAT WIL HET ZEGGEN ALS EEN DEEL VAN DE RIBBEN STIJVER LIJKEN DAN EEN ANDER DEEL?

Dat betekent dat de energie eronder geblokkeerd is, bijvoorbeeld bij de longen. Dat ziet men vaak bij astma. Als de stijfheid optreedt bij de rechter onderste ribben zou er een opstopping in de lever kunnen zijn, of in de maag of de milt, links. De blokkade in de longen kan opgeheven worden door beweging 2 toe te passen, de blokkade in de organen of de buik door beweging 8 op de buik tegen de klok in toe te passen.

BEWEGING 8

Deze beweging maakt de organen in de buik vrij en sterk. Denk er aan dat de blokkades in de buik worden opgeheven via de benen naar de grond toe en dat bewegingen 8 en 9 samengaan. De beweging met de klok mee dient om met energie te vullen, tegen de klok in om blokkades op te heffen.

WAT BETEKENT HET ALS MIJN KIND NIET OP DE BUIK WILT LIGGENSTIFT?

Gewoonlijk wil dat zeggen dat er een blokkade in de buik is. Los het op met massage tegen de klok in.

WAT BETEKENT HET ALS MIJN KIND BEGINT TE WIEBELEN EN TE REAGEREN OF DE BENEN OPTRFKT WANNEER IK DE BUIK MASSEER TEGEN DE KLOK IN?

Er zit een blokkade in de buik waardoor de benen niet kunnen ontspannen. Stop met beweging 8 en pas beweging 9 toe totdat de benen plat naar beneden liggen. Ga dan verder met beweging 8. Herhaal dit totdat de benen volledig ontspannen zijn.

WAT BETEKENT HET ALS MIJN KIND BEGINT TE SCHOPPEN TERWIJL IK MET DE KLOK MEE OP DE BUIK MASSEER?

Dat betekent dat de blokkade weg is en het energiekanaal vanaf de buik naar de benen open is. Door te schoppen helpt het kind de blokkade weg te werken.

WAT WIL HET ZEGGEN ALS MIJN KIND ZACHTJES DE BENEN OPTREKT WANNEER IK MET DE KLOK MEE OP DE BUIK MASSEER?

Door zachtjes de benen op te trekken maakt het kind de weg vrij voor de energiestroom naar de buik. Het helpt je om de buik en organen met energie te vullen. Je hebt succes!

HOE KAN IK HET RESULTAAT VAN BEWEGING 8 VERBETEREN?

Wanneer je masseert met de richting van de wijzers mee, focus dan je aandacht op het in een spiraal naar binnen sturen van energie en *vertraag de beweging*. Wanneer je masseert tegen de richting van de wijzers in, focus dan je aandacht op het los maken van een spiraal energie uit de buik en *voer de beweging sneller uit*.

WAT BETEKENT HET ALS MIJN KIND MIJN HAND WEGDUWT TERWIJL IK DE BUIK MASSEER?

Je bent op een blokkade gebotst en je moet overgaan tot de massage tegen de klok in. Indien je dat reeds doet versnel dan de beweging en gebruik beweging 9 om de energie via de benen naar beneden af te voeren.

WAT BETEKENT HET ALS MIJN KIND ZIJN HAND BOVEN OP MIJN HAND LEGT TERWIJL IK DE BUIK MASSEER?

Het betekent dat de buik wordt gevuld met energie en hij helpt daarbij. Vertraag de beweging, zowel met als tegen de klok in.

WAT BETEKENT HET WANNEER HIJ KLEINE GELUIDJES MAAKT TERWIJL
IK DE BUIK MASSEER?

Het betekent dat de onderste dantien aan het opvullen is. Ga langzaam
verder totdat het geluid stopt. De onderste dantien is heel belangrijk voor
vitaliteit en gezondheid en betekent dat problemen in de buik in de nabije
toekomst zullen verbeteren.

BEWEGING 9

Stuurt de energie vanaf de buik naar beneden, naar de grond. Het is
heel belangrijk dat dit pad openstaat om toxines te verdrijven.

WAT MOET IK DOEN ALS MIJN KIND KITTELIG IS EN WRIEMELT TIJDENS
DEZE BEWEGING?

Dat wil zeggen dat de kanalen op de voorkant van de benen leeg zijn.
Ga onmiddellijk over tot de langzame druktechniek. Als de kanalen heel
erg leeg zijn kan het helpen dat je deze langzame druktechniek
verschillende keren per dag toepast. Het helpt ook als je partner zijn hand
zachtjes op de onderbuik legt terwijl jij de benen behandelt.

BEWEGING 10

Deze beweging stuurt de energie naar de voorkant, achterkant en
zijkanten van het lichaam tot aan de grond.

WAT MOET IK DOEN ALS MIJN KIND KITTELIG IS EN WRIEMELT TIJDENS
DEZE BEWEGING?

Dit betekent dat de kanalen leeg zijn. Het komt vaak voor dat er een
blokkade is in het hoofd of de nek en dat de kanalen daaronder leeg zijn.
Ga onmiddellijk over tot langzame druktechniek.

HOE DIKWIJLS MOET IK DAT HERHALEN?

Ga verder totdat de benen van je kind volledig ontspannen zijn.

BEWEGING 11

Deze beweging heft alle blokkades in de benen op. Wanneer de tenen
leeg zijn betekent het dat de energiebron in de onderbuik leeg is.

WAT MOET IK DOEN ALS MIJN KIND SOKKEN OF SCHOENEN NIET WILT UITTREKKEN?

Dat betekent dat de tenen erg leeg zijn en het kan zelfs enkele maanden duren vooraleer ze gevuld zijn. Duw dan op de tenen boven op de schoenen gedurende de eerste weken. De tenen zijn gewoonlijk het laatste deel van het lichaam die opgevuld raken.

WAT MOET IK DOEN ALS DE TENEN KITTELIG ZIJN?

Ga onmiddellijk over op de druktechniek om ze te vullen met energie. Je partner kan helpen door zijn hand op de onderbuik te leggen terwijl je de tenen behandelt.

WAT MOET IK DOEN ALS DE DRUKTECHNIEK NIET HELPT EN MIJN KIND WEGDRAAIT?

Doe de fietsbeweging. Volg de beweging van de benen en begeleidt ze tot een fietsbeweging. Als ze de trapper virtueel naar beneden duwt, duw dan energie in de tenen. Ga naar de volgende teen bij de opwaartse beweging.

BEWEGING 12

Deze beweging stuurt voedende energie (ook gekend als yin energie) naar boven om de drie dantiens van de buik, borst en hoofd te vullen.

WAT MOET IK DOEN ALS HET HOOFD VAN MIJN KIND GESPANNEN NAAR ÉÉN KANT LIGT?

Dit zal de doorstroming van energie naar het hoofd verhinderen. Vraag je partner om zijn hoofd zachtjes in een neutrale positie te draaien terwijl jij de beweging uitvoert.

WAT ALS DE VOETEN VAN MIJN KIND TE STIJF ZIJN OM DEZE BEWEGING UIT TE VOEREN?

Probeer de beweging uit te voeren terwijl de palm van je handen tegen de voetzolen liggen met je vingers over de tenen gebogen. Daardoor ligt er minder druk op de voetzolen.

WAAROM MOET MIJN KIND RUSTIG BLIJVEN LIGGEN NA HET BEËINDIGEN VAN BEWEGING 12?

Wanneer het kind rustig blijft liggen wil dat zeggen dat de hersenen de massage verwerken. Geef het zoveel tijd als nodig is om deze indrukken te verwerken. Wanneer het kind er klaar voor is zal het opstaan of in slaap vallen.

Nadat je een reeks van 9 golfjes naar het hoofd hebt geduwd, vergeet dan niet je kind te vragen of hij meer wilt. Indien ja, herhaal dan een reeks van 9.

HOOFDSTUK VI

PROBLEMEN OPLOSSEN

INLEIDING

LEES EERST EVEN HET ONDERSTAANDE

De fout die het meest wordt gemaakt is beweging 1 te ver op het achterhoofd te beginnen. Als je niet op de juiste plek begint zou je problemen kunnen krijgen met de hele massage. Door boven op het hoofd te kloppen wordt de verbinding tussen de hersenen en de buitenwereld geopend. Zomaar ergens kloppen is geen qigong. Het is alsof je je huis wil verluchten door lucht rondom het huis te blazen zonder ramen of deuren te openen.

Het kan dat het hoofd van je kind te gevoelig is voor aanraking, al onder druk staat, en het contact met je hand deze druk nog verhoogt. In dat geval kan je een extra techniek toepassen om de druk in de hals te verlagen die de energiestroom via de hals naar beneden laat stromen. Deze techniek wordt getoond in de video's, klop lichtjes en vlug gedurende ongeveer 2 minuten op de schedelbasis met al je vingers totdat je voelt dat de spieren zich ontspannen. Daarna kan je bewegingen 1 en 2 beginnen op de hals. Na een paar dagen zal je kind waarschijnlijk wel de aanraking op het hoofd aanvaarden en kan je de bewegingen op de oorspronkelijke plaats starten.

Kinderen met autisme hebben meestal veel problemen met de oren. Kinderen die vaak oorontstekingen hebben gehad of een achterstand met taal hebben, hebben dikwijls veel moeilijkheden in de buurt van de oren tijdens de beginfase van de massage. Dat komt omdat de oren geblokkeerd zijn - niet het oor kanaal zelf! - maar wel de energiekanalen naar deze plaats. Die blokkade is lastig en wanneer energiestromen er tegen op beginnen botsen wordt de druk in het oor verhoogd. Aangezien meerdere zintuigelijke openingen in het hoofd geblokkeerd kunnen zijn, is het soms lastig om het hoofd en de nek te behandelen totdat de blokkades verdwenen zijn.

Onze eerste impuls is dan ook om de aandacht op dit gedeelte in te korten en zich op de rest van de massage te storten. Dit heeft echter een averechts effect. Een reactie betekent immers dat je een plek hebt gevonden waar hulp nodig is. Wat het hoofd betreft: als de energiestromen vanaf de top niet naar beneden stromen tijdens de eerste bewegingen, zal je met de rest van de massage niet veel succes hebben. Zal je alle blokkades vanaf de eerste keer kunnen opheffen? Waarschijnlijk niet. Doe het rustig aan. Soms duurt het weken, zelfs met professionele hulp. Het is essentieel om er aan te blijven werken. Iedere plaats die gedeblokkeerd wordt maakt de weg vrij naar de volgende. Dus, zelfs als je niet onmiddellijk resultaat ziet, moet je ervan bewust zijn dat je zo de basis legt voor latere zichtbare resultaten.

Vorm je hand als een kommetje met de vingers uit elkaar, zodat er lucht door kan. Als je kind op de rug ligt dan zal je je vingertoppen automatisch achter het oor plaatsen tot aan de onderkant van het oor. Als de oren gevoelig zijn is dat een teken dat er een blokkering is of een lege plek. Soms voelt een lege plek niet kittelig aan, je moet dus de sleutel tot het probleem vinden. Een vlugge test is zachtjes op het oor te drukken. Als je kind dat verdraagt of leuk vindt betekent dit dat de plaats leeg is.

In plaats van dan de klopbeweging te doen langs het lichaam naar beneden, doe deze dan volledig door middel van verticale druk op het lichaam. Als je kind de druk niet leuk vindt is het oor geblokkeerd. Ga dan over tot snel en zacht kloppen. Als zowel het drukken als het kloppen een probleem vormt - en je kind geen oorontsteking heeft - sta je voor een blokkade die vrijgemaakt moet worden.

We ondervinden dat het rechtse oor meer problemen geeft dan het linkse. Volg de reacties van je kind om zo elke kant de beweging te geven die nodig is. Soms is een oor ok op een bepaalde dag en dan weer geblokkeerd op de volgende. Dat is eigenlijk een goed teken. Dat betekent dat je er in geslaagd bent om de oppervlakkige kanalen vrij te maken en dat je nu de diepere lagen hebt bereikt. Je maakt vorderingen!

> *Ouders getuigen:*
> *Week 1: Pff dit is zwaar.*
> *Week 2: Ik ben gek om dit te doen*
> *Week 3: Is dit verbeelding? Ik denk dat ik*
> *verbetering zie.*
> *Week 4: Mijn onrust is weg en ik heb even*
> *wat tijd voor mezelf gehad en voor mijn man*
> *en de andere kinderen.*
> *Week 5: Die eerste week voelt als zeer ver*
> *weg en ik wil nooit meer terugkeren.*

De blokkades bij de oren kunnen koppig zijn. Het kan helpen als een van de ouders tijdens oefening 4 het oor behandelt terwijl de andere vlug en lichtjes op de schouder klopt en verschillende keren langs de arm naar beneden gaat. Je kunt hiervan een demonstratie zien in de video die bij dit boek hoort. Als de schouder zich ontspant is dat een teken dat de energie vanaf het oor vrij naar beneden stroomt. Dan kan je verder gaan met de hele beweging.

Het kan gebeuren dat je kind een pijnreactie vertoont wanneer je zachtjes op het oor drukt. Je hebt echter niets verkeerd gedaan. Het is gewoon een teken dat de energie naar binnen is gelopen en tegen een blokkade is gestoten. Ga dan over tot het kloppen tot de blokkade is verdwenen, je opent waarschijnlijk plaatsen waar al heel lang geen energie meer gekomen is. Vul ze op en zie het resultaat! Je zult blij zijn als je kind aangeeft dat het tijd is om verder te gaan met de beweging, dit is weer een stap vooruit. Als je echter weer op een volgende blokkade stuit, ga dan te werk zoals hierboven beschreven. Je zult vlug positieve veranderingen zien bij je kind.

Als je kind echt hard tegenstribbelt is er een groter probleem. Dat kan verschillende oorzaken hebben. Je zult moeten zoeken wat er aan de hand is en hoe je hierop moet reageren.

Hieronder zijn enkele suggesties.

VECHTEN OF VLUCHTEN

Als je kind hard tegenstribbelt en begint te schreeuwen, aangeeft dat het wil vechten of vluchten, doe de massage dan niet. Probeer regelmatig beweging 1 een paar keer per dag te doen, maar drijf het niet op de spits. Kijk maar hoe ver je er mee komt. Uiteindelijk zal je verder geraken, stap voor stap. Forceer niets, doe het rustig aan.

WEIGERING ZONDER OPSCHUDDING

Als je kind wegrent van de massage zonder teveel ophef te maken is het handig dat beide ouders betrokken zijn. De ene kan het kind eventueel op de schoot nemen terwijl de andere de massage doet. Het is ook ok om in het begin het kind rond de kamer te volgen en zo de massage te doen.

WEIGERING OM TE GAAN LIGGEN

Als het kind weigert om op de buik te gaan liggen is er waarschijnlijk een blokkering in de buik. Je zou dan moeten beginnen met bewegingen 8, 9 en 10 om de blokkades op te heffen. Een andere oorzaak kan zijn dat er nog een blokkering in het hoofd zit zodat de energie niet naar beneden kan stromen. In dat geval kan je de massage geven terwijl het kind recht staat of zit. Wanneer het kind dan ontspannen is kan het gaan liggen.

WEERBARSTIGE PEUTERS

Een peuter kan heel koppig zijn. De energie van een peuter met autisme staat onder druk en het is niet uitzonderlijk dat een peuter luid protesteert tegen het geven van de massage. Onze ondervindingen leren dat peuters gedurende de eerste week of zo veel ophef maken, meestal mondeling. Maar zolang het lichaam relatief kalm blijft is alles ok, het is gewoon het "willetje" van de peuter dat ophef maakt. Een van de ouders kan de peuter zachtjes vasthouden, terwijl de andere de massage doet. Moedig je peuter aan, geef niet op!

ONRUST EN WEIGERING

Dit kan verschillende oorzaken hebben: iets wat jij doet of ook wel de toestand van je kind. Stel jezelf de volgende vragen:

1. *Doe je de massage op de juiste manier?* Neem terug het overzicht in bijlage A door. Vraag aan je partner of iemand anders of de massage op een ontspannen manier is verlopen. Luister aandachtig. Misschien klop je te hard of met een platte hand. Probeer om sneller en lichter te kloppen, en als dat niet helpt langzaam te drukken. Bekijk de video's terug met speciale aandacht voor het gewicht van de hand tijdens de bewegingen.

2. *Ben je zelf kalm en ontspannen wanneer je de massage geeft?* Vergeet de twee voorbereidende stappen niet voor elke massage: ben je er fysiek en psychisch klaar voor? Als je ziek, moe of van streek bent zullen deze gevoelens op het kind overgaan en zal de massage niet lukken. Geef de massage dan niet!

3. *Is je kind angstig?* Dit is een moeilijke situatie zowel voor het kind als voor de ouders. Een angstig kind moet extra ondersteund worden en je zal extra geduld moeten opbrengen totdat het kind ontspannen is en van de massage zal genieten. Geef niet op! Volgende suggesties kunnen helpen:
   - Laat een partner het kind voorzichtig vasthouden terwijl je de massage doet. Bijvoorbeeld op de schoot in de armen, tegen de borst gevleid, dat kan troost geven.
   - Vraag aan je partner om regelmatig zachtjes op het hoofd van het kind te drukken terwijl je zelf de massage geeft.

Voer de massage in beide gevallen uit boven op de handen van de partner om de energiestroom van de beweging niet te moeten onderbreken.

4. *Is je kind overgevoelig ?* Dat kan betekenen dat een kanaal leeg is. Dan moet je een andere handtechniek gebruiken. In plaats van te kloppen moet je zachtjes duwen tijdens de bewegingen totdat het kind het kloppen zal verdragen. Daar moet naar gewerkt worden.

5. *Kan je kind de massage totaal niet aanvaarden?* Als je kind niet vecht of vlucht, maar toch de massage niet verdraagt ondanks het feit dat je vlug en zachtjes klopt zou het hoofd erg geblokkeerd kunnen zijn. Deze blokkade moet eerst verdwijnen om de twaalf bewegingen te kunnen uitvoeren.

   Een geblokkeerd kind behandel je door snel en licht te kloppen. Een leeg kind behandel je door langzaam verticale druk uit te oefenen.

Probeer de volgende suggesties, een per keer uit:

- Begin met beweging 1 aan de basis van het hoofd om te proberen de blokkering daar op te heffen alvorens terug te keren naar de kruin.
- Doe de eerste week het eerste deel van beweging 1 in de lucht boven het hoofd, ga dan verder langs het lichaam naar beneden.
- Beperk je tot de eerste drie bewegingen in de eerste week, doe ze vlug en licht verschillende keren per dag.
- Probeer de massage terwijl het kind naar een video kijkt. Verdeel de massage in verschillende stukken over de dag.
- Probeer de massage te doen terwijl het kind slaapt. Sla beweging 5 over want dan wordt je kind wakker.

6. *Aarzel je of ben je bang om de massage te doen?* Nieuwe dingen uitproberen in verband met de gezondheid en welzijn van je kind kan stresserend zijn, zeker omdat het resultaat letterlijk in jouw handen ligt. Het is een feit dat niet alle families resultaat zien, maar de meeste zien het wel. De reacties van je kind zullen soms verrassend zijn, maar je moet daar niet bang voor zijn. Blijf kalm, doe de massage niet wanneer hij in het vecht of vlucht modus is, doe de massage eens per dag in een kalme omgeving en doe de bewegingen van boven naar beneden. Je moet niet bang zijn, zo kan je het autisme niet erger maken. Het is het waard om te proberen, om zo te ontdekken welke voordelen je kind zal hebben van de qigong massage. Voor veel families is een kleine vooruitgang, stap voor stap, al de moeite waard. Stel je dan voor wat een grote vooruitgang zou betekenen.

WANNEER ER EMOTIES AAN TE PAS KOMEN

Het is heel moeilijk voor een ouder om de massage verder te zetten wanneer het kind emotioneel wordt. Als je kind van streek is hebben we de neiging om het onmiddellijk te gaan troosten. Wanneer je kind echter emotioneel wordt tijdens de massage is het belangrijk om de beweging die deze emoties heeft veroorzaakt te blijven herhalen. Stop niet! Doe de massage langzamer en herhaal totdat de respons stopt. Blijf kalm en aandachtig. Je kan het kind met je stem geruststellen, zeg dat het ok is.

> *Bekijk het als volgt: de emoties die je ziet hebben niets met "vandaag" of met de massage te maken. Het is oude energie die geblokkeerd is. Deze energie kan het beste vrijkomen wanneer je gewoon verder doet zonder je eigen emoties te tonen.*

Van zodra de emotie voorbij is ga je gewoon verder met de rest van de bewegingen. De emotie die het meest voorkomt is verdriet. Een van de kinderen begon bijvoorbeeld te huilen bij beweging 7 en zei "sorry mama". Ze hadden net een heel zware dag achter de rug om de diagnose van autisme te krijgen. Volgens de Chinese geneeskunde wordt verdriet in onze longen opgeslagen, en vrijgelaten door onze tranen. Het is daarom niet verwonderlijk dat emoties tijdens beweging 7 vrijkomen.

Een reactie betekent een kans voor jou om
grote stappen vooruit te maken met je kind!

Een andere emotie die voorkomt is angst of shock. Dit gebeurt dikwijls als we de buik behandelen. Blijf kalm, ga verder met de cirkelvormige beweging, de emotie zal vlug verdwijnen en niet meer terugkomen.

ALFABETISCHE LIJST MET REACTIES

Wij hebben geleerd om vol te houden. Als je muziek, dans of toneel studeert moet je moeilijkheden overwinnen en leren doorgaan. Maar dit geldt niet voor de massage! Als je een reactie krijgt in het midden van een beweging stop dan op die plek en blijf daar tot de reactie stopt. Maak dan pas de beweging af.

ARM - WISSELWERKING TUSSEN ARMEN EN BENEN

Tijdens beweging 3 bewegen kinderen soms een arm en tegenovergesteld een been (bijv. rechter arm en linker been). Dat is een goed teken ! De kanalen langs de zijkant van het lichaam zijn geactiveerd en je bent er in geslaagd om energie naar beneden te doen stromen. Ga verder met deze beweging totdat de respons stopt.

BENEN - OPGETROKKEN TOT AAN DE BORST

Dat gebeurt gewoonlijk als je de buik behandelt tijdens beweging 8. Jouw reactie hangt af van de richting waarin je bezig bent.

Tegen de klok in: het kind kan zich ongemakkelijk voelen als er een blokkade in de buik is. Als dat het geval is dan trekt het gewoonlijk de benen op tot aan de borst. Dat wil zeggen dat de energie via de benen naar beneden moet gestuurd worden alvorens verder te gaan. Stop met beweging 8 en klop verschillende keren langs de benen zoals in beweging 9 totdat de benen terug neerliggen. Doe dan terug de beweging op de buik. Het kan zijn dat je dit een paar keer moet herhalen: beweging tegen de klok in, kloppen op de benen, tegen de klok in, de benen, etc. Wanneer de blokkade weg is kan je de drie sets van 9 cirkels tegen de klok in doen zonder nog een reactie te krijgen. Spijtig genoeg liggen er verschillende lagen in de buik en kan het voorkomen dat je de volgende dag of op een andere dag, deze routine moet herhalen.

Met de richting van de klok: als de benen van het kind naar boven komen tijdens de beweging met de richting van de klok wil dat zeggen dat je kind de energie die je naar binnen stuurt in de reserves opslaat. Dat is een goed teken.

BENEN - SCHOPPENDE BENEN

Als je kind met de benen begint te schoppen tijdens beweging 5, terwijl je de armen behandelt, wil dat zeggen dat er verbinding ontstaat tussen de armen en benen. Dat is een goed teken. De energie vloeit vanaf de borst naar beneden. Vertraag een beetje totdat de reactie stopt. Als je beweging 8 doet betekent het dat er een blokkade vrijkomt in de borst tot aan de benen.

BOEREN / HOESTEN

Dat gebeurt gewoonlijk tijdens beweging 7. Dat is een teken dat energie in een blokkade van de buik stroomt. Deze zijn geen blokkades in de maag of darmen op zich, maar blokkades in de energiestroom naar de spijsverteringsorganen. Stop met beweging 7 en ga over naar beweging 8, beweeg tegen de wijzers van de klok in. Het boeren of hoesten zal ophouden wanneer de blokkade is opgelost. Als het kind chronisch geconstipeerd is kan het een aantal weken duren alvorens de blokkades in de buik zijn opgelost.

BUIK - PROBLEEM MET HET OP DE BUIK LIGGEN

Als je kind niet op de buik wilt liggen, zelfs niet als je het helpt, is er waarschijnlijk een blokkade in de buik. Beweging 8 - let er op om de beweging te beginnen met de wijzers van de klok mee. Forceer niets, doe gewoon de eerste drie bewegingen terwijl je kind zit of rechtop staat.

GAPEN

idem als "in de ogen wrijven"

HANDEN

Als je kind zijn/haar handen op de jouwe legt gedurende de massage kan dat twee dingen betekenen:

Als de handen zachtjes op de jouwe gelegd worden wil dat zeggen dat die plaats gevuld dient te worden. *Ga langzaam verder en blijf op die plaats* totdat je kind aangeeft dat het tijd is om verder te gaan. Als de handen op die van jou worden gelegd tijdens beweging 8, wanneer je op de buik wrijft, vertraag beide bewegingen in en tegen de richting van de klok. Na enkele maanden in het programma kan het voorvallen dat je kind plotseling je hand op haar/zijn voorhoofd legt. Het is een fantastisch teken dat de hersenen beginnen te vullen. Wanneer dat gebeurt, blijf op die plaats. Hou het kind de volgende dagen in de gaten, het zal waarschijnlijk iets nieuws kunnen of zich humoristisch uitlaten.

Als je handen worden weggeduwd is je aanraking misschien verkeerd of stuit je op een blokkade. Klop vlugger en lichter, maar blijf op die plaats tenzij het kind hevig tegenstribbelt of vlucht. Als dit bij het oor gebeurt, klop tegelijkertijd op het oor en boven op de schouder of probeer verschillende keren vanaf de onderkant van het oor langs de arm naar beneden te kloppen. Klop daarna terug rond het oor. Als dit tijdens beweging 8 gebeurt, terwijl je over de buik wrijft, verander de richting van de massage tegen de klok in als je in de richting van de klok werkt, of doe de beweging in de richting van de klok vlugger en klop de energie langs de benen naar beneden zoals in beweging 9. Je moet misschien verschillende keren wrijven en kloppen alvorens de blokkade weg is.

HYPER NA DE MASSAGE

Als je kind hyper is na de massage is dat een teken dat de energie nog niet vanaf het hoofd naar beneden stroomt. Je hebt de energiestroom doen bewegen, maar het flakkert terug op en botst tegen blokkades in het hoofd, oren of de nek. Klop lichtjes totdat je de gevoelige plek vindt, klop dan verschillende keren vlug en licht vanaf die plaats naar beneden om het te deblokkeren.

KITTELING

Een kittelige plek wil zeggen een lege plek. Schakel onmiddellijk over van kloppen tot drukken. Het kan een paar dagen duren alvorens je terug op die plek kunt kloppen, maar hou de drukmethode vol totdat het kittelige verdwijnt. Bijna alle bewegingen kunnen deze reactie veroorzaken. Als er veel leegte is in het hoofd of de nek zal je meer kittelige reacties in het hele lichaam zien. Als dit voorvalt tijdens bewegingen 9, 10 of 11 kan het helpen om de benen en tenen te vullen als een ouder de hand zachtjes op de onderbuik legt terwijl de andere drukbewegingen doet om de beweging af te maken. Als je kind de druk op kittelige tenen niet verdraagt, probeer dan de hiel vast te nemen in een hand en in de lucht te fietsen terwijl je met de andere hand drukt.

KNIEËN - GEBOGEN KNIEËN TERWIJL JE DE BUIK BEHANDELT

Er vloeit niet genoeg energie vanaf de rug tot aan de hielen, daarom komen de knieën naar boven. Strijk een paar keer extra vanaf de knieën tot aan de hielen totdat ze terug neerliggen.

LIPPEN / TONG - BEWEGEN TIJDENS DE MASSAGE

Dit gebeurt vooral tijdens beweging 6, waardoor de sociale vaardigheden van je kind worden gestimuleerd en de verbinding wordt gemaakt tussen de fysische mogelijkheid om te spreken en het spraakcentrum in de hersenen. Goed bezig! Je ziet die verbindingen voor je ogen gebeuren. Herhaal de beweging totdat de reactie stopt. Dat kan soms wel 5 minuten duren, maar het is ook spannend want je boekt resultaat.

NEURIËN / BROMMEN

Als je kind begint te neuriën is dat een teken dat een blokkade verdwijnt en de plaats tegelijkertijd wordt opgevuld. Dat gebeurt gewoonlijk terwijl je op de rug of borst klopt. Het neuriën/brommen geeft aan dat je kind het fijn vindt en blij is dat de blokkade verdwijnt. Het is een bijdrage tot het zich goed voelen.

Het is interessant om de toonhoogte van de stem te analyseren. Je kan een hoge toonhoogte waarnemen bij een blokkade rond het hoofd, een gemiddelde op het niveau van de borst en een lagere toonhoogte wanneer je op de buik werkt.

Terwijl het kind neuriet gebeuren er belangrijke dingen. Herhaal de beweging. Als je op de buik wrijft en je hoort een laag gebrom, ga dan zachtjes verder in dezelfde richting totdat het gebrom stopt. In de dantien van de buik zit een belangrijke reserve van energie voor het lichaam. Wanneer deze gevuld wordt resulteert dit meestal in een verbeterde vitaliteit of gezondheid.

OGEN - IN DE OGEN WRIJVEN

Als je kind tijdens beweging 1 of 2 de wenkbrauwen fronst, met de ogen knippert of in de ogen wrijft wil dat zeggen dat je er in geslaagd bent om energie vanaf het hoofd naar beneden te laten stromen. Gefeliciteerd!

Doe verder, herhaal de beweging eventueel totdat de reactie stopt. Als dit gebeurt tijdens bewegingen 5 of 7 is dat een teken dat je de capaciteit activeert die het kind helpt om tot rust te komen en in slaap te vallen.

Onbehaaglijkheid

Grimassen of geluiden van onbehaaglijkheid zijn belangrijke aanwijzingen dat je bezig bent op een plaats die geblokkeerd is. Het is misschien moeilijk om op die plaats te blijven werken terwijl je instinct zegt dat je moet verder gaan, maar die blokkade moet verdwijnen. Als ouder kun je zelf het beste oordelen wanneer het echt teveel wordt voor je kind, je wilt hem geen pijn doen of traumatiseren. Maar zelfs als een plek echt lastig is voor een kind is het beter om daar te blijven en vlugger en lichter te kloppen dan verder te gaan en de plek te vermijden. Na verloop van tijd, als de bovenste lagen zijn vrijgekomen, zal je de diepere lagen bereiken en zal je kind rust vinden.

Opspringen tijdens de massage

Als je kind ineens opspringt tijdens de massage is dat een teken dat je er in bent geslaagd om de energie door de lagen te laten stromen, maar dat deze tegen een blokkade in stoot en terugvloeit. Concentreer je op de plaats die deze reactie heeft teweeggebracht, herhaal de beweging totdat het kind terug neerligt.

Oren

Bij de oren treden in veel gevallen problemen op daar er dikwijls veel blokkades en leegtes in het hoofd zitten. Als je kind het kloppen niet toelaat, druk dan zachtjes op de oren. Als de oren leeg zijn dan zal je kind dit toelaten en jouw energie zal de lege plaats kunnen vullen. Duw op de oren en klop naar beneden langs de rest van het lichaam. Meer details vind je bij het begin van dit hoofdstuk.

Ribben - stijve ribben

Soms is een kind gedurende beweging 7 minder flexibel in de ribbenkast. Het kan dat er dan een blokkade is onder de ribben. Het kunnen de longen zijn, hetgeen normaal is als je kind astma heeft. Of lager aan de rechterkant, kan het de lever zijn, of aan de linkerkant, dan is het de maag en milt. Als je denkt dat het de longen zijn doe dan beweging 2 op de rug en concentreer je op de ribbenkast. Als je bezorgd bent voor een blokkade in de lever, maag of milt, doe dan beweging 8 en begin in de richting tegen de klok in.

Rug - als de rug welft

Wil dat zeggen dat je erin slaagt om de energie van het hoofd naar de voeten te bewegen. Blijf de beweging herhalen tot het hij weer gaat liggen en ontspant. Begeleidt hem zachtjes om weer te gaan liggen.

Rug - de rug kromt zich

Dat betekent dat er energie vanaf het hoofd naar de voeten stroomt. Herhaal de beweging totdat het kind zich ontspant. Begeleid hem zachtjes om terug te gaan liggen.

Springen tijdens de massage

Wanneer je kind liggend aan de massage begon en opeens opspringt, wil dit zeggen dat je erin geslaagd bent om de energie door een diepere laag naar beneden te brengen maar er zit een blokkade en de energie botst daar op. Concentreer je aandacht op de plek die de reactie veroorzaakte tot zij weer in staat is om te gaan liggen.

Vingers - pijnlijke of kittelige vingers

Vingers kunnen zowel geblokkeerd of leeg zijn en pijn of kitteling zijn daar een teken van. Als de vingers kittelig zijn, ga dan over tot de druktechniek. Draai je hand rond elke vinger en duw zachtjes. Duw zolang je kind het fijn vindt. Als de vingers (en dat kan verschillen van vinger tot vinger) pijnlijk zijn, zelfs als je er op drukt, dan moet je blokkades verwijderen. Probeer zachtjes de voorkant van de oksel te masseren tot deze ontspant, duw verschillende keren langs de arm naar beneden tot aan de hand en probeer de vingers nog eens te masseren. Soms zal je afwisselend te maken krijgen met zowel leegtes als blokkades. (duw voor kitteling, wrijf bij pijn). Na verloop van tijd zal je de massage voor de vingers op een normale manier kunnen uitvoeren.

Voeten

Het is niet abnormaal dat je kind schoenen en/of kousen niet wil uitdoen voor de massage. Dat is een teken dat de voeten heel gevoelig zijn en ze beschermd moeten worden. Die gevoeligheid komt door een extreme leegte in de tenen en het kan verschillende maanden duren om die leegte te vullen. De tenen zijn gewoonlijk de laatste plaats die gevuld wordt. Begin met op de tenen te drukken door de schoenen of kousen heen. Moedig je kind elke keer aan om schoenen en kousen uit te trekken. Forceer niets, duw zo goed mogelijk, uiteindelijk zal het lukken. Als je de voeten niet goed kunt vasthouden voor beweging 12 probeer dan om de hand tegen de voetzool te houden en de vingers over de tenen te krommen. (kijk ook bij kitteling).

ER IS ALTIJD EEN NIEUWE KANS

Het zal een tijdje duren voor je met al deze details vertrouwd bent. Daarom adviseren wij altijd om kalm te blijven als je een reactie krijgt en om de beweging verder te zetten. Hou het boek bij de hand zodat je gemakkelijk dingen kunt opzoeken. Als je hulp hebt van een partner kan je dingen opzoeken terwijl de andere kalm verder werkt met het kind. Het is belangrijk dat je de eerste weken zoveel mogelijk uit het boek leert en je kennis regelmatig opfrist, maar je kan niet verwachten dat je alles ineens weet.

Als je een reactie niet hebt opgemerkt of je bent niet op een optimale manier met iets omgegaan, *je kind geeft je altijd een nieuwe kans!* Natuurlijk willen we onmiddellijk blokkades opheffen en leegtes vullen. Maar het zal wat tijd nemen voor dit alles een tweede natuur wordt. Ontspan je ondertussen en geniet van de tijd die je samen met je kind doorbrengt.

HOOFDSTUK VII

EXTRA TECHNIEKEN OM JE KIND DOOR DE DAG TE HELPEN

Als je al een tijdje de massage geeft, en het lichaam en de energie van je kind zijn gewend om rustig te worden en zich te ontspannen, zal je deze drie extra technieken kunnen gaan gebruiken om je kind door de dag te helpen.

EEN TECHNIEK DIE HELPT OM TE GAAN MET VERANDERING

Een kind met autisme heeft het dikwijls moeilijk om - eens een taak gedaan is - naar de volgende over te gaan: het is boos en wil het niet doen. Terwijl andere kinderen moeiteloos van de ene taak naar de andere gaan is het heel moeilijk voor een kind met autisme om met de vele dagelijkse veranderingen en aanpassingen om te gaan. Je kan je kind hierbij helpen. Voordat je aan je kind uitlegt dat er een nieuwe activiteit op komst is leg je één palm van je hand op de rug en één op het hart. Hou het zachtjes vast totdat je zijn aandacht trekt. Duw zachtjes op de borst dat heeft een kalmerende invloed. Vertel dan welke verandering dat je kind moet maken. Vraag of het hulp nodig heeft om die verandering te maken. Als je kind niet reageert begeleid hem dan met je handen naar de nieuwe activiteit. Als je kind de nieuwe activiteit aanvat kan je de handen loslaten. Dit is een lieve, effectieve manier om de stress die de dagelijkse veranderingen met zich meebrengt te verminderen. Bekijk ook naar het video voorbeeld.

EEN TECHNIEK OM JE KIND TE KALMEREN WANNEER HET ZICH BEGINT OP TE WINDEN

We hebben dit geleerd van een ouder die volgende situatie beschrijft: ze staat aan een bushalte op de schoolbus te wachten samen met haar zoon. Maar het blijft maar duren. Hoe langer het duurt, hoe lastiger het kind wordt. Ineens krijgt ze het idee om op het hoofd van kind te gaan kloppen, daar waar beweging 1 begint. Tot haar verbazing begon het kind naar ongeveer een minuutje te kalmeren. Sindsdien hebben al honderden keren gezien dat dit werkt. Soms vinden ouders dat dit werkt als je gemiddeld snel klopt, andere ouders geven de voorkeur aan een langzaam pulserende druk. Probeer het om het met je eigen ogen te zien.

EEN TECHNIEK OM JE KIND TE HELPEN OOGCONTACT TE MAKEN TERWIJL HET OP SCHOOT ZIT

Deze techniek hebben we ook toevallig ontdekt. Een vader had zijn kind op schoot om aan de massage te beginnen. Het zoontje had zich blijkbaar teruggetrokken in zijn eigen wereldje. De papa begon zachtjes vanachter op de nek (aan de onderkant van de schedel) te kloppen. Dat is de plaats vanwaar energie naar de hersenen wordt gestuurd, naar die plaats waar oogcontact en aandacht gecoördineerd worden. Binnen enkele ogenblikken keek het zoontje op, maakte oogcontact, lachte en gaf zijn papa een kus. Terwijl de vader zachtjes verder deed lachte en kuste het zoontje hem verschillende keren. Dit is een zachte en liefdevolle manier om aandacht te vragen van je kind.

DE QIGONG MASSAGE GEBRUIKEN OM EEN MOEILIJKE DAG BETER TE MAKEN

Als je kind van streek is of een slechte dag heeft, geef het dan een extra massage. Neem een paar keer diep adem, ontspan en start met de massage. Alhoewel het een paar weken kan duren alvorens je kind zich ontspant tijdens de massage, eens dit stadium is bereikt zal je ondervinden dat de meeste kinderen zich na de eerste drie bewegingen zullen ontspannen. Als je klaar bent is het zoals het terug opstarten van een computer. Je begint terug met een kind dat ontspannen is.

Als je tijdens de massage lege plaatsen bij je kind ontdekt kan het fijn zijn om elke gelegenheid aan te wenden om deze plekken gedurende de dag te vullen. Bv. Je kind begrijpt de taal maar spreekt nog niet. Dan heb je waarschijnlijk leegte gevoeld tijdens beweging 6 en moest je zijn vingers vullen door er op te drukken. Misschien zijn de bovenbenen kittelig bij beweging 9. Kies een kalm moment, bv. wanneer je samen naar TV kijkt, terwijl je op de vingers en de benen duwt. Dit helpt om lege plaatsen te vullen en het massage proces verder te helpen. Het is tevens een fijn en gelukkig moment om samen door te brengen.

Extra bewegingen die gedurende de dag worden uitgevoerd vervangen niet de dagelijkse massage! Extra bewegingen zijn fijn maar alleen de dagelijkse massages maken je kind beter.

HOOFDSTUK VIII

WAT KAN JE VERWACHTEN VAN HET GENEZINGSPROCES ?

In de vorige hoofdstukken wordt beschreven welke reacties je kan verwachten *tijdens* de massage als bewijs dat de massage effectief is. Maar wat kunnen ouders verwachten op het gebied van gedrag, gezondheid, sociaal gedrag en leervermogen als *resultaat* van dit geheel proces.

Mensen zijn ingewikkelde organismen bestaande uit verschillende lagen. Net zoals een ui, je pelt een laag af en je vindt er een andere onder. Dat klopt wanneer we over persoonlijkheid en emotie spreken, of wanneer we over de energielagen in ons lichaam spreken. Misschien heeft je kind tientallen lagen waar je doorheen moet, om in elke laag de blokkades vrij te maken. Ofwel heeft je kind niet zoveel lagen die behandeld moeten worden, maar wel enkele hardnekkige blokkeringen die slechts na verschillende massages verdwijnen.

Het punt is, dat wanneer je elke dag de massage correct uitvoert, iedere massage een stap voorwaarts is naar echte vooruitgang in het dagelijks leven.

Ouders van kinderen die grote stappen voorwaarts maken na de start met de qigong massage, vertellen ons dikwijls dat ze hun opvoedkundige methodes moeten aanpassen. De qigong maakt geleidelijk aan de verschillende lagen en zintuigen vrij, en al deze verbeteringen resulteren uiteindelijk in groei, leren, sociale contacten en vermindering van storend gedrag. Je kunt je voorstellen dat ouders deze aanpassing van hun opvoedingsmethodes ervaren als "een probleem dat positief is".

Als echter de massage na enkele dagen niet gemakkelijker wordt, of je ziet geen enkele vooruitgang in je kind, kijk dan terug naar de video's en zoek hulp bij iemand uit de ondersteunende groep. Bekijk ook het dieet dat in een volgend hoofdstuk beschreven wordt. De steungroep is heel belangrijk wanneer je geen resultaten boekt. Het enthousiasme van de andere ouders kan je stimuleren om door te zetten en je helpen inzien dat er ergens toch wel vooruitgang mogelijk is. Het uitwisselen van ervaringen en notities kan eveneens helpen om je massage doeltreffender te maken. Vergeet niet dat ieder kind uniek is en zich op een verschillende manier zal ontwikkelen. Ons doel is om jou en je kind te helpen. We beweren niet dat we alle problemen rondom autisme kunnen oplossen, of dat we bij ieder kind evenveel succes zullen boeken, maar we zijn ervan overtuigd dat we *bepaalde dingen* beter kunnen maken. Daarom, als niets helpt, neem dan contact op en geef niet op!

Over het algemeen is het zo dat je klaar bent met een blokkade zodra je deze hebt vrijgemaakt. Het lichaam is dan klaar om op die plek te genezen en je zal resultaten zien. Misschien is er in het begin zoveel schade die moet hersteld worden dat je geen duidelijk resultaat ziet. Maar trek je op aan de kleine overwinningen, zoals bijvoorbeeld de benen die meer ontspannen zijn tijdens de massage, of het feit dat je kind op de buik wilt gaan liggen. Eens je op het punt bent gekomen dat je de massage zonder problemen kan doen, als een ontspannen en gelukkig moment met elkaar, is het lichaam van je kind aan het genezen en zal je een aanzienlijke verbetering opmerken wat het welzijn van je kind betreft.

Natuurlijk kunnen er altijd nieuwe blokkeringen optreden door ziekte, kwetsuren of toxiciteit. In appendix C vind je een overzicht van "Mijlpalen in de ontwikkeling van mijn Kind". Daar kan je belangrijke gegevens noteren en wordt er een link gegeven naar belangrijke checklijsten die je kunt downloaden.

Er wordt dikwijls een enorme vooruitgang gemaakt nadat een blokkering is vrijgekomen of een plaats gevuld werd, waardoor de meeste ouders uit onze studie ons overstelpten met lof, terwijl ze de mijlpalen achter elkaar opdreunden zonder de checklijst te raadplegen. Toch zijn deze checklijsten belangrijke hulpmiddelen en we raden sterk aan om ze te gebruiken.

We krijgen dikwijls berichten over belangrijke verbeteringen op verschillende gebieden. Ouders van kinderen met autisme zijn dikwijls zo erg uitgeput dat ze een glimpje hoop krijgen zelfs wanneer één van de problemen van de lijst kan geschrapt worden. In onze studies zien we vooruitgang op alle vier de probleemgebieden van autisme. Ieder kind is verschillend - sommigen hebben meer problemen dan anderen - en qigong is niet een tovermiddel dat alles oplost. Maar naargelang de massage sommige hindernissen in de ontwikkeling van je kind begint weg te werken zal je verbetering in een of meer van volgende gebieden ondervinden:

- het slapen verbetert (vooral het in slaap vallen)
- constipatie of diarree verbeteren
- betere eetlust en meer soorten voedsel
- minder woedeaanvallen die minder hevig en minder lang zijn
- minder nachtmerries
- het headbangen stopt
- taalverwerking verbetert en zowel het herkennen van en reactie op de eigen naam begint te komen
- zindelijkheidstraining verbetert
- oogcontact vermeerdert
- het spreken begint of verbetert, het gevoel voor humor evolueert
- meer evenwicht in de zintuigen - over en onder gevoeligheid
- de algemene gezondheid verbetert, minder oorinfecties en verbetering van astma
- zwakke benen worden sterker
- sociale contacten ontwikkelen zich of verbeteren
- het kind begint te leren

DRIE ALGEMEEN VOORKOMENDE EN VOORSPELBARE REACTIES

De spijsvertering

Het is niet abnormaal dat een kind binnen enkele dagen na het begin van de massage een stinkende, groen-zwarte, ontlasting heeft. Als je er niet zeker van was dat je enige vooruitgang boekte, is dit het duidelijk bewijs dat er iets gaande is! Dit is een aanwijzing dat oude, stagnerende gal uit de lever komt en dat de darmen beter werken. Dit kan één of twee keer gebeuren, maar in gevallen van zware toxische belasting kan het verschillende keren gedurende de eerste maand voorkomen. Dat is altijd een goed teken. Dankzij jouw massage kan het lichaam van je kind ergens van af dat vroeger vast zat.

Weer pijn voelen

Als je kind voor de eerste keer huilt als het pijn voelt is dat een goed teken. Alhoewel we het natuurlijk niet leuk vinden als je kind pijn heeft, is het normaal dat het pijn voelt en dan huilt als reactie. Een kind dat geen pijn voelt kan geen empathie tegenover anderen ontwikkelen. Een kind dat pijn voelt kan het dan ook aangenaam vinden als het zachtjes wordt vastgehouden of aangeraakt. We horen dikwijls dat een kind in belangrijke mate begint open te staan voor sociaal contact kort nadat het op een normale manier pijn begint te voelen.

Alhoewel dat voor de eerste keer pijn voelen een enorme mijlpaal is, moet je begrijpen dat je kind gedurende een tijd een overvloed van sensorische indrukken zal krijgen. Hij kan gedurende een bepaalde periode overgevoelig worden voor aanrakingen. Heb dan geduld, dit gaat over. Ga ondertussen verder met de massage, maar doe het langzamer en gebruik de druktechniek in plaats van te kloppen. Het harde omhulsel van je kind is weg, maar hetgeen er onder zit moet gevoed en gevuld worden alvorens hij zich comfortabel kan voelen.

De opstandige peuter

De ontwikkeling van veel kinderen met autisme blijft steken tussen de 18 en 24 maanden. Als ze dan dankzij de massage kunnen doorgroeien naar peutergedrag, met hun eigen sterke willetje, is dat een teken dat ze zich terug sociaal gaan ontwikkelen. In deze fase willen kinderen alles op hun eigen manier doen en ze benadrukken hun assertiviteit door dikwijls "nee" te zeggen. Je kind moet - zoals ieder ander kind - door deze fase heen om zich goed te kunnen ontwikkelen. Het kan een moeilijke periode zijn voor de ouders, maar het is een teken van echte vooruitgang. Het kan ook als een echte verrassing komen voor de ouders, zeker als het kind normaal teruggetrokken is. Op dit moment moet je passende grenzen stellen, zoals bij ieder ander kind. Geef het kind tijd, het zal snel door deze fase heen groeien terwijl het alle nieuwe invloeden integreert. Blijf dagelijks de massage geven.

WAT ALS ER EEN TERUGVAL IS?

Zoals iedere ouder van een kind met regressief autisme weet, betekent een terugval dat wanneer een kind een bepaalde vaardigheid toont, hij die weer verliest. Alle kinderen kunnen een tijdelijke terugval hebben, dit vooral als er een verandering in hun leven optreedt zoals de geboorte van een zusje of broertje, een verhuis, een nieuwe leraar, een nieuwe babysit; ... (soms kunnen andere kinderen in de familie tijdelijk achteruit gaan terwijl het kind met autisme vooruit gaat). Kinderen met autisme zijn zeer gevoelig voor veranderingen in hun routine. Ouders rapporteren ook dat medicijnen, inentingen, bepaalde voedingsstoffen een terugval kunnen uitlokken. Qigong veroorzaakt noch voorkomt terugvallen. Als je kind een terugval vertoont moet je proberen uit te vinden wat de oorzaak daarvan is en indien mogelijk deze op te lossen.

Soms denk je dat een bepaald gedrag een terugval betekent, terwijl het in feite een vooruitgang is. Een peuter kan veel gedragingen hebben die jouw kind tot hier toe gemist heeft. Bepaalde gedragingen vullen dan ook de gaten in de ontwikkeling op. Bv. je kind begint ineens speelgoed op een lijn te zetten. Je zou denken dat dit "autistisch gedrag" is, maar misschien had je kind bij het begin van de massage weinig of geen motorische vaardigheden. Nu worden deze vaardigheden ontwikkeld, na een tijd zal het hiermee stoppen en iets anders beginnen doen.

Het is misschien moeilijk om al deze mijlpalen en gedragingen in de ontwikkeling van je kind te onthouden terwijl je hem observeert. Maar door vergelijking met de ontwikkelingsfasen van andere kinderen kan je makkelijk bepalen wat een terugval is en wat een nieuwe leer fase is.

DE LEUKE DINGEN

In dit hoofdstuk begonnen we met een lijst waarin de verbeteringen werden beschreven die je kunt verwachten na enkele maanden qigong massage. Om dit nog beter te begrijpen geven hieronder een lijst met meer gedetailleerde aanwijzingen dat je op de goede weg bent.

- haren laten knippen is niet langer stresserend
- luide geluiden worden beter verdragen
- het kind eist niet langer om elke dag dezelfde kleren te dragen
- kinderen met luiers voelen wanneer ze nat en oncomfortabel zijn
- er wordt meer contact gemaakt met de andere leden in het gezin, beide ouders, eerst de oudere en dan de jongere kinderen. Daarna andere nabije familieleden en uiteindelijk leraren en kinderen op school
- kinderen die niet praten beginnen hun wensen met tekens duidelijk te maken. Ze beginnen te begrijpen wat je zegt en er op te reageren. Daarna beginnen ze te brabbelen en gaan ze over tot "babypraat". Daarna volgen enkele woordjes, dan groepen van twee en drie woorden
- ze gaan makkelijker naar bed en slapen 's nachts door. Nachtmerries en 's nachts zweten komen minder voor en stopt uiteindelijk
- ontlasting normaliseert

- eetlust voor favoriete voeding verbetert en het kind is bereid om een paar nieuwe dingen uit te proberen. Vermijd echter om verwerkte voedingsmiddelen te geven, vooral deze die rode kleurstof bevatten.
- de ontwikkeling van het gevoel van humor is een teken dat het denken/cognitieve zich ontwikkelt. Doe maar lekker gek mee!

ALLES HANGT AAN MEKAAR

Terwijl statistieken en uitgebreid wetenschappelijk onderzoek hebben bewezen dat onze qigong massage een enorme impact heeft, is er uit onze studies prachtig bewijsmateriaal naar voor gekomen dat niet in de cijfers werd opgenomen.

Bijvoorbeeld: we ondervonden dat een aantal kinderen met autisme hun rug niet voelden. Als je de rug aanraakt dan reageren ze niet, daarom is het ook moeilijk om op hun rug te gaan liggen. Na verloop van tijd wordt dit door de qigong massage beter. Maar we ontdekten tevens dat deze kinderen - en we denken niet dat dit een toeval is - geen besef van het verleden hadden. (Inderdaad, als je niets achter je hebt, heb je geen verleden). Ze konden niet vertellen wat ze op school hadden gedaan of tijdens de lunch hadden gegeten. Dus moeilijk om te begrijpen waarom ze gestraft waren, of wat de impact daarvan is op het leerproces. Ze herinnerden zich sommige dingen niet. Stel je dus voor wat de impact is bij vooruitgang op dit gebied. De rug is niet langer gevoelloos, maar wat een extra bonus !

De verbinding tussen lichaam, geest en emotie, dat is de essentie van de Chinese geneeskunde. Jouw ervaring met je kind is uniek, maar je moet niet verrast zijn als andere kinderen dezelfde positieve ontwikkelingen meemaken. We hebben voorbeelden van kinderen met zwakke benen die dankzij de massage met de fiets hebben leren rijden; kinderen die geen pen wilden vasthouden begonnen te tekenen; kinderen die niet kunnen slapen nu heel de nacht doorslapen.

Het idee om in dit programma te stappen, om gedurende vijf maanden een dagelijkse massage te geven, kan ontmoedigend zijn voor ouders die reeds overbelast zijn. Langs de andere kant kunnen de veranderingen in je kind zich soms zo vlug tonen, dat ouders dit moeten beseffen en moeten klaar staan om met dit "nieuwe kind" om te gaan.

Dat klinkt hard, en de eerste weken kunnen dat zijn, maar hoop geeft kracht, en vooruitgang doet dat zeker. Het zijn vijf maanden die letterlijk jouw wereld en de wereld van je kind kunnen veranderen.

HOOFDSTUK IX

TOXICITEIT BIJ AUTISME
PREVENTIE

Om volledig te begrijpen hoe qigong massage helpt om de normale functies in je kind te herstellen, is het belangrijk om te begrijpen hoe de schade ontstaan is. Je kan je een beeld vormen van hoe dat gebeurt door je een rivier voor te stellen. Wat toxiciteit betreft weten we dat een rivier heel veel giftige stoffen in zich kan opnemen alvorens zij erg vervuild raakt. Elke rivier heeft een verschillend draagvermogen, het vermogen om afval af te voeren en gezond te blijven. Maar als het draagvermogen overbelast raakt dan wordt de rivier troebel, de vissen worden ziek en het land er rond lijdt daar ook onder. De rivier stroomt langzamer, afval hoopt zich op in de bochten en verstopt de in- en uitgangen. Hetzelfde geldt voor de kanalen in ons lichaam die de qi-energie dragen. Deze kanalen helpen ons bloed om levensnoodzakelijke voeding naar onze cellen te brengen, helpen om ons lichaam te reinigen en ziektes te elimineren. Als ze geblokkeerd zijn dan werken deze functies niet.

Dit is een belangrijk concept om te begrijpen wat toxiciteit doet met autisme. De draagkracht van een jong kind wat toxiciteit betreft is veel lager dan die van een volwassene, en het onvermogen om deze giftige stoffen te verwerken kan een diepgaand effect hebben op autisme. Gelukkig kan de qigong massage helpen om de blokkades vrij te maken zodat in vele gevallen het lichaam de aangebrachte schade kan herstellen.

Leegte of tekorten in de kanalen is, volgens de Chinese geneeskunde, een tweede oorzaak van autisme. Zulke defecten kunnen er de oorzaak van zijn dat de kanalen gevoeliger zijn voor giftige stoffen. Wanneer een rivier heel smal is, een langzame stroming en minder water heeft dan zal deze gevoeliger zijn voor afval dan een krachtige rivier met veel stroming. Een kind dat zwakker wordt geboren dan anderen, door vroeggeboorte, drugverslaafde moeder of een genetische afwijking zal meer defecten hebben en daarom gevoeliger zijn voor giftige stoffen.

Een derde oorzaak die bijdraagt tot autisme is een trauma of compressie aan het hoofd en de nek. Dit komt minder voor dan de vorige twee oorzaken, maar het kan ontstaan tijdens een moeilijke bevalling of bij hoofdletsel.

Meer dan de helft van de kinderen die wij behandeld hebben kwamen van gezonde ouders, waren geboren na een normale zwangerschap en bevalling en hebben nooit een trauma gehad. De meerderheid van deze kinderen kregen schade aan hun zenuwstelsel door toxiciteit. We kunnen toxines niet volledig vermijden, ze zijn overal. Gelukkig kunnen we er van af geraken op voorwaarde dat ze niet massaal aanwezig zijn. Dat er zoveel - verder gezonde - kinderen toch autisme hebben roept moeilijke vragen op over hoe we met al deze toxines in onze moderne wereld moeten omgaan.

Toxiciteit is een probleem voor de resterende groep van kinderen met autisme die geboren zijn met risicofactoren zoals een hoog geboortegewicht, bevalling met forceps of met zuignap, oudere ouders die medicijnen nemen voor chronische aandoeningen, blootstelling aan drugs of alcohol tijdens de zwangerschap, etc. Deze kinderen hebben een lagere draagkracht om giftige stoffen af te voeren met als resultaat geblokkeerde energiekanalen. De medische wereld heeft veel werk voor de boeg om te onderzoeken hoe we onze kinderen beter kunnen beschermen tegen deze toxines die hen zo ziek maken.

Als we nu vaststellen dat volgens de Oosterse geneeskunde autisme wordt veroorzaakt door trauma, toxines, gebreken of een combinatie van de drie, is het logisch dat we proberen om deze factoren in het leven van onze kinderen te vermijden. Ouders doen al heel hard hun best om trauma en letsels te voorkomen, daar hoeven we niets meer over te zeggen.

Maar wat toxines betreft, dit is een heel ander verhaal. Kinderen verdragen minder toxines dan volwassenen, maar een van de kenmerken van autisme is dat deze kinderen nóg minder toxines kunnen afbreken en elimineren. Daarom reageert het lichaam van een kind met autisme zelfs op toxines die we niet opmerken. De kleverige, stinkende en groene ontlasting, kort na het begin van de massages, toont aan welke toxische belasting het kind met zich meedraagt. Deze toxines onderdrukken de gezondheid en belasten het kind enorm.

> *Je moet niet verrast zijn wanneer je een metaalachtige geur of smaak opmerkt. Dit zijn giftige stoffen die afgevoerd worden.*

Dus, terwijl je kind probeert te leven in een wereld die niet accuraat wordt weergegeven door zijn zintuigen, probeert zijn lichaam normaal te functioneren ondanks dat het constant verzwakt wordt door chemicaliën. Dat kan niet ok zijn. Door de toxines uit de omgeving van je kind te houden help je niet alleen om het uiteindelijk gezonder te maken, maar je vermijdt ook het spontane gedrag dat onmiddellijk optreedt als reactie op deze chemische stoffen. Neem als voorbeeld viltstiften. Geparfumeerde viltstiften, wasbare viltstiften, droog verwijderbare viltstiften, onze wereld is er vol van. Om ze vlug te laten drogen wordt er een oplosmiddel aan toegevoegd waardoor kinderen, zelfs deze die geen autisme hebben, tijdelijk hyperactief kunnen worden. Tijdens een van onze studies vertelde een van onze ouders dat haar zoon viltstiften had gepakt en zichzelf had volgetekend. Hij voelde zich meteen ellendig en lag dagen op de sofa te rollen en te kreunen. Wanneer hij terug naar school ging kon hij zich de naam van zijn leraar niet meer herinneren. Het heeft een maand geduurd vooraleer hij terug normaal gedrag vertoonde. Terwijl de meest voorkomende reactie op viltstiften hyperactiviteit is worden sommige kinderen er na gebruik slaperig of een tijdje afwezig van. Het is gemakkelijk om op potloden over te gaan. Het is ook het eerste dat je zou moeten doen!

Het is belangrijk om te begrijpen dat het niet onze bedoeling is om scheikundige fabrikanten te veroordelen. Zij hebben deze producten niet gemaakt om onze kinderen schade toe te brengen. Het is echter zo dat kinderen met autisme typisch zo'n lage tolerantie hebben voor scheikundige producten en dat ouders er daarom waakzaam voor moeten zijn.

DRIE MANIEREN WAAROP TOXINES HET LICHAAM IN KOMEN

Er zijn drie manieren waarop de toxines in het lichaam van je kind kunnen komen.

- door te eten
- door in te ademen
- door de huid opgenomen

TOXINES IN VOEDING

Het is heel moeilijk om chemische stoffen in voedsel te vermijden. Zelfs borstvoeding bevat een kleine hoeveelheid toxines. Fruit en groenten worden bespoten, bewerkte voedingsmiddelen bevatten bewaar- en kleurstoffen. Veel studies stellen dat vooral rode kleurstoffen problematisch zijn, het is daarom aangeraden om ze te vermijden in het dieet van je kind. Het is spijtig dat de meeste snacks en voedsel dat in scholen aan kinderen geserveerd wordt overwegend bestaat uit bewerkte producten die ook nog eens veel kleurstoffen bevatten.

Hieronder enkele aanbevelingen hoe je het niveau van toxines in het lichaam van je kind kan verlagen:

- koop zoveel mogelijk biologische groenten en fruit
- word een expert in het lezer van etiketten. Pas op voor kleurstoffen, bewaarmiddelen en een lange lijst van andere chemische stoffen. Als het product rode kleurstof bevat, koop het dan niet. Het is onvoorstelbaar hoeveel producten rode kleurstoffen bevatten, maar pas vooral op voor gelatine snacks, snoep, dranken, ijsjes, kaas en koekjes. Er zijn genoeg andere populaire merken die geen kleurstoffen bevatten. Wees ervan bewust dat sommige medicijnen (ook tandpasta!) kleurstoffen bevatten; vraag je dokter of apotheker naar alternatieven.
- kook zoveel mogelijk vers om de chemische stoffen die in bereide producten zitten te vermijden
- geef je kind zelf gemaakte snacks mee naar school

TOXINES DIE WORDEN INGEADEMD

Zou het niet fijn zijn als we allemaal konden wonen bij een meer in de bergen, omringd door bossen, ofwel aan de kust met de frisse zeelucht? We weten wel dat ook deze plaatsen vervuild kunnen zijn, maar je begrijpt vast wat ik bedoel. We leven in een wereld waarin schadelijke stoffen onvermijdelijk in de lucht zitten die we inademen. Kwik wordt uitgestoten door afvalverbrandingsovens, elektriciteitscentrales die fossiele brandstoffen verbranden stoten zwaveldioxide, koolstofmonoxide en een aantal andere ongezonde stoffen uit. We willen ook niet dat onze kinderen de zwarte rook van dieselmotoren in hun longen krijgen. Maar we kunnen hen niet voor dit alles beschermen en ook beweren we niet dat er een direct verband bestaat tussen autisme en al deze giftige stoffen. We kunnen echter wel sommige van deze stoffen uit de omgeving van ons kind bannen.

Gebruik je neus om je kind te helpen. Als je het kan ruiken, denk dan eens of het ok is dat je kind het inademt. Heb je bijvoorbeeld luchtverver nodig? Vertoont je kind negatieve reacties als je de badkamer met bepaalde producten schoonmaakt? Als je kind zich terugtrekt als je dichtbij komt, kan de oorzaak dan je parfum of haarlak zijn? En vergeet vooral de viltstiften niet! Punt aan de lijn.

Hou de reacties van je kind in het oog wanneer het in de buurt komt van die bepaalde stoffen. Elimineer ze een tijdje bij een negatieve reactie, gebruik ze daarna opnieuw en kijk opnieuw naar de reactie. Andere stoffen die hevige reacties kunnen uitlokken zijn bijvoorbeeld: tapijten, verf, thinner en bouwmaterialen. Bovendien – en dit is een hele moeilijke – probeer te analyseren wat er op de kinderopvang of op school gebeurt. Het residu van sommige industriële schoonmaakproducten en boenwassen blijven lang in de lucht hangen. Stel vragen, gebruik je neus en analyseer de reacties.

Dat is zeker en vast niet makkelijk, want je probeert een patroon te vinden in de reacties van je kind op zaken die overal aanwezig zijn, tenzij de reactie overduidelijk is. Maar denk er aan, als je er in slaagt om in je omgeving de oorzaak te vinden voor het moeilijk gedrag van je kind, dan zal het je zelf uiteindelijk enorm veel energie uitsparen. En wat nog belangrijker is, je zult het welzijn en comfort van je kind verbeterd hebben.

TOXINES DIE DOOR DE HUID OPGENOMEN WORDEN

Het verhaal van de mama over de extreme reactie van haar zoon nadat hij zich had volgetekend met viltstiften is een uitstekend voorbeeld over toxines die door de huid worden opgenomen. Wij hebben geen bewijs over andere stoffen, maar ouders zouden best uitkijken voor stoffen die ongewenste reacties uitlokken. Misschien nieuwe kleren die behandeld zijn? Heb je nieuwe wasverzachter gebruikt? Zit er parfum in je wasverzachter of waspoeder? Heeft je kind een reactie wanneer je zalf gebruikt? Gebruik vooral neutrale zeep en shampoo.

VOEDSEL ALLERGIEËN

Het is misschien raar om voedsel te betrekken bij de discussie over toxische stoffen, maar als je kind bepaalde stoffen niet kan verteren dan heeft dat een impact op zijn lichaam.

We hebben al aangeraden om kleurstoffen - en vooral de rode kleurstoffen - in het dieet te vermijden. Maar een voedselallergie kan verder gaan dan additieven vermijden, soms gaat het over voeding dat als gezond wordt beschouwd.

Alhoewel we hieromtrent geen specifieke studie gedaan hebben betreffende de vergelijking van kinderen met autisme en de algemene bevolking, hebben we ondervonden dat een groot deel van de kinderen die onderdeel uitmaakten van onze studies allergisch waren aan tarweproducten en melk. Er bestaan studies die bevestigen dat deze allergieën vaak voorkomen bij kinderen, daarom waren wij ook niet verrast om dit bij onze kinderen vast te stellen gezien zij een lagere capaciteit hebben om toxines te elimineren.

De stof die in melk voor problemen zorgt is niet - zoals je zou verwachten - de lactose. Het is caseïne. Als je kind lactose intolerantie heeft zal het krampen en diarree hebben na het eten van een melkproduct. In het geval van caseïne is de reactie moeilijker op te merken.

Vijf zaken kunnen duiden op een gluten/caseïne allergie:

- Je kind heeft enorme trek voor producten die veel tarwe of zuivelproducten bevatten, bijvoorbeeld pizza. Als je kind er veel van eet en dan kwaad is wanneer hij het niet meer krijgt, wil dat zeggen dat het voedsel, in plaats van een vol gevoel te geven, een ongewenste chemische reactie in het lichaam uitlokt.
- Je kind wil heel de dag melk drinken en eet alleen zuivel- of tarwe producten. Het is typisch dat we allemaal hunkeren naar voedsel waar we allergisch voor zijn. En ja, dat maakt het niet makkelijk!
- Je kind wordt gemakkelijk agressief. Agressie of hyperactiviteit is vaak een neveneffect van een medicijn, chemisch product of voeding die niet uit het lichaam kan geëlimineerd worden.
- De buik is opgeblazen of zacht bij aanraking. Als je kind weigert om op de buik te gaan liggen, hou dan ook andere symptomen in het oog. Een opgezwollen buik dan duiden op een voedselallergie.
- taal: je kind spreekt niet en begrijpt je niet. Ouders rapporteren dat hun kind "in een andere wereld" leeft. Onverwerkte chemicaliën in voedsel en andere chemicaliën zoals bijvoorbeeld in medicijnen kunnen hier de oorzaak van zijn.

Dat wil niet zeggen dat alle kinderen met autisme een glutenvrij of caseïne vrij dieet moeten volgen. Niet alle kinderen zijn daar allergisch voor. We hebben ondervonden dat wanneer ouders alert zijn voor eventuele problemen bij een *milde* allergie, zij op een natuurlijke manier de producten die problemen geven vermijden. Dat is dikwijls genoeg. Dat komt omdat de eetlust van het kind verbetert na een paar maanden qigong massage en de spijsvertering beter gaat werken. Je kind zal nieuw voedsel proberen waardoor het dieet beter gebalanceerd is en de voedselintolerantie kan verdwijnen.

Maar bij kinderen met een zwaardere allergie hebben we belangrijke vooruitgang opgemerkt wanneer zij het glutenvrij, caseïnevrij (GVCV) dieet volgen. Sommige kinderen uit onze studies maakten enorme vooruitgang gedurende de eerste twee maanden of zo, maar bleven dan hangen.

De tactiele zintuigelijke problemen en constipatie waren misschien verdwenen, het slapen was misschien verbeterd, maar er was geen vooruitgang op taalgebied en agressie. In deze gevallen boekten de ouders vooruitgang door met het GVCV dieet te starten.

Er bestaan verschillende websites over het GVCV dieet. Het klinkt ontmoedigend. Onze typische maaltijden zijn vol van tarwe en zuivelproducten: kaas, yoghurt, ijs, brood, pasta en de meeste snacks. Maar bedenk eens wat je wel kan eten: rijst, aardappelen, bonen, havermelk, vlees, fruit en groenten. Als je het wilt proberen kijk dan eerst naar GFCF.com en ga van daaruit verder.

INENTINGEN

Terwijl de debatten in gerechtshoven en de media hoog oplopen of inentingen autisme veroorzaken, is er een groeiend aantal dokters en ouders die hun bezorgdheid hebben geuit of inentingen een gevaar vormen voor autisme. Veel ouders kiezen ervoor om hun kind niet te laten inenten of minder dan aanbevolen en een aantal dokters zijn bereid om een lichter inentingsrooster toe te passen.

Studies spreken elkaar tegen. Sommige studies duiden één bepaalde inenting aan, andere spreken het tegen. Er is slechts één studie in de VS die de impact van het hele inentingsschema op autisme heeft bestudeerd. Deze studie op 20.000 kinderen stelde vast dat kinderen die ingeënt waren twee tot vier keer meer kans hebben om autisme te ontwikkelen dan kinderen die niet ingeënt waren.[1]

---

[1] www.generationrescue.org

Er is een polemiek over ieder aspect van dit onderwerp, maar de logica zegt ons dat - totdat wetenschappers akkoord gaan over de oorzaken van autisme - we de mogelijkheid dat inentingen bijdragen tot autisme niet uit het oog mogen verliezen. Inentingen zijn krachtige geneesmiddelen die we in onze kinderen inspuiten en daarom moeten we de toxische belasting er van in vraag stellen. Teveel van enig medicijn of voorbehoedsmiddel heeft toxische bijwerkingen op welke leeftijd dan ook. Het zenuwstelsel van een baby of peuter ontwikkelt zich heel snel en daarom zijn kinderen kwetsbaarder dan volwassenen voor de schade die door toxines worden toegebracht. Geen wonder dus dat ouders zich vragen stellen. Beleidsmakers, fabrikanten en andere gezondheidsprofessionals ontkennen dan weer dat er een verband is. Volgend verhaal kan helpen uitleggen waarom er zo een discussie is.

In 1943 werd het eerste geval van autisme in de VS vastgesteld. Daarvoor was het volledig onbekend. In 2009 was het een wereldwijd probleem geworden met anderhalf miljoen gevallen vastgesteld in de VS alleen. Iets moet daar de oorzaak van zijn! Inentingen werden verdacht omdat er een vermeerdering was van zowel, gebruik, frequentie en aantal inentingen, tezamen met een opmerkelijke sprong in vastgestelde gevallen van autisme.

Voor 1981 maakte het inentingsbeleid in de Verenigde Staten een verschil tussen "lage risico" groepen die een gezond immuniteitssysteem hadden, en "hoge risico" groepen zoals bejaarden of chronisch zieken, of mensen met ernstige complicaties op gewone ziektes. De "hoge risico" groepen kregen extra inentingen om hen tegen bijwerkingen te beschermen waarvan het normale immuunsysteem gemakkelijk kan herstellen. Zo kwam het griepvaccin op een "optionele" lijst. Zo werden pasgeborenen niet ingeënt omdat dit werd afgeraden wegens het delicate zenuwstelsel en een onvolgroeid immuunsysteem. Het beleid veranderde echter in de jaren '80. Pasgeborenen werden ingeënt in plaats van minstens twee maanden te wachten, en de groepen "lage" en "hoge" risico's werden samengevoegd. Dat betekent dat gezonde mensen werden ingeënt alsof ze een zwak immuunsysteem hadden. Griepvaccins werden voor iedereen aanbevolen, zelfs in het begin voor vrouwen die in verwachting waren. Pasgeborenen kregen het Hepatitis B vaccin, alhoewel dit slechts tijdens adolescentie en het begin van seksuele activiteiten een probleem kan worden. Inentingen tegen waterpokken werden toegevoegd alleen om afwezigheden op het werk te vermijden.

Eens dat het beleid werd veranderd was er geen weg terug. De voormalige "optionele" lijst werd vergeten en iedereen kreeg nog meer inentingen, waarvan de meeste tegen ziektes die gewoonlijk niet levensbedreigend zijn. Van dan af begon de autismeschaal van 1 in de 10.000 te veranderen in 1 op 100. Toen het beleid in de VS veranderde had de rest van de wereld de neiging om te volgen. In het begin van de jaren '90 waren er zoveel gevallen van regressief autisme en zoveel bezorgdheid over het cumulatieve effect van kwik dat in de vaccins werd gebruikt, dat de regering in de VS de fabrikanten aanraadde om kwik uit de vaccins voor kinderen te laten. In de VS en Europe werd kwik vervangen door aluminium, maar dit is nog niet het geval in de rest van de wereld.

Hieronder enkele wijzigingen die werden doorgevoerd in het inentingsrooster in de laatste 30 jaar. Omdat er zoveel wijzigingen zijn geweest zal het een lang en moeilijk proces worden voor wetenschappers om te bepalen of één van deze het risico op autisme verhoogt heeft.

- in de late jaren '30 werd het aantal inentingen bij kinderen onder de drie jaar verhoogd van 18 naar 42
- inentingen werden ook samengevoegd, dat wil zeggen dat ze potentieel zwaarder werden
- baby's werden al bij de geboorte ingeënt in plaats van na twee of drie maanden
- in plaats van kwik werd aluminium gebruikt als bewaarmiddel
- de formuleringen van levende virussen en genetisch gemodificeerde ingrediënten werden aangepast

Men kan zich hierbij veel vragen stellen, en totdat de oorzaak van autisme niet bekend is kunnen we niet weten hoe we het moeten voorkomen en of de inentingen het risico vergroten. Wat zouden ouders dan moeten doen?

DE OPTIES

Ouders hebben het recht om de feiten omtrent de ziektes en behandelingen van hun kind te kennen. Ze hebben ook het recht om ingelicht te worden wanneer er discussie is omtrent de door hun dokter voorgeschreven therapie. Het beleid omtrent inentingen is in de Verenigde Staten en Europa tamelijk gestructureerd en is er dikwijls niet veel flexibiliteit in het systeem. Daarom hebben ouders en anderen websites opgericht om consumenten op de hoogte te houden van ontwikkelingen op het gebied van research en wetgeving. Er zijn dokters die bereid zijn om minder inentingen te geven gedurende de eerste drie jaar van het kind en ouders hebben het recht om die dokters op te zoeken.

Geen enkele ouder zou willen dat zijn kind een ziekte zou oplopen als die te voorkomen is, en het doel van inentingen is uiteraard ook de publieke gezondheid te bevorderen. Het is dan ook moeilijk om de risico's tot het ontwikkelen van autisme af te wegen tegen het risico om een ernstige ziekte op te lopen. Soms zijn er ook wettelijke reglementeringen. In België is enkel poliovaccinatie verplicht, in Nederland bestaat geen vaccinatieplicht. Sommige ouders weigeren inentingen, andere zijn voorzichtig met kinderen onder de drie jaar en weer anderen passen het volledige schema toe. Maar uiteindelijk is dat de beslissing van de ouders zelf.

BEWUSTZIJN, MAAR GEEN OBSESSIE

Voor ouders, die al gestresseerd zijn door het autisme van hun kind, kan bovenstaande overweldigend zijn. Waar kan iemand de energie vinden om - buiten de dagelijkse problemen - nog te proberen om alle toxines in de omgeving van zijn kind te verminderen? Het antwoord is: je doet gewoon wat je kunt. Denk er aan: ieder kind is uniek en kan wel of niet negatieve reacties vertonen op de dingen die we hierboven hebben beschreven. Veel van de voorbeelden die we hebben beschreven zijn nog niet wetenschappelijk bewezen - behalve wat de rode kleurstoffen betreft - en wij beweren dat ook niet. We geven ze enkel als voorbeeld om je alert te maken op de omgeving van je kind en zijn reacties. Deze alertheid kan misschien tot enkele veranderingen in je huishouden leiden die een enorm resultaat kunnen opleveren. Misschien worden de problemen niet veroorzaakt door een bepaalde stof maar wel door de cumulatieve belasting van verschillende toxines. Denk er ook aan dat de massage zal helpen om die toxines te elimineren. Dus, blijf alert, verander de dingen die voor jou mogelijk zijn, maar maak van de massages een absolute prioriteit. Voor oververmoeide ouders kan dit in het begin ontmoedigend zijn.

Het goede nieuws is echter dat de studies bewezen hebben dat het gemakkelijker zal worden, en dat je kind er gezonder en sterker van zal worden. Een overbelasting van toxines kan echter op sommige momenten problemen blijven geven en een achteruitgang veroorzaken. Maar het lichaam zal uiteindelijk tot ontwikkeling komen en de kracht hebben om er beter mee om te gaan.

HOOFDSTUK X

VOEDING VOOR KINDEREN MET AUTISME

Wanneer je nadenkt over wat het beste dieet zou zijn voor je kind, zijn er twee aspecten die je in het oog moet houden. Welke voeding moeten we vermijden? Welke voeding moeten we geven? In het vorig hoofdstuk hebben we informatie gegeven over het feit dat veel verwerkte voedingsmiddelen kleurstoffen en scheikundige stoffen bevatten die gedragsproblemen kunnen uitlokken bij kinderen met autisme. Nu zullen we met je vertellen "hoe en waarom" de Chinese geneeskunde aanbevelingen geeft in verband met de voeding van jonge kinderen met autisme om hun groei en ontwikkeling te optimaliseren.

De Chinese geneeskunde bekijkt de spijsvertering als een kookpot waarin het eten langzaam wordt gekookt, en dan de voedingsbestanddelen er uit haalt. Als we een sterk spijsverteringsorgaan hebben dan zullen we een goede eetlust hebben en goed werkende ingewanden. Als we daarentegen een zwak spijsverteringsorgaan hebben dan is er weinig eetlust. Veel kinderen met autisme hebben weinig eetlust en eten weinig gevarieerd. Onnodig te zeggen dat zelfbereide maaltijden het beste zijn, maar wat kan de Chinese geneeskunde ons leren hoe we de eetlust van onze kinderen kunnen bevorderen?

VOEDSEL MOET WARM EN GEKOOKT ZIJN

Als een kind niet goed verteert zal koude en ongekookte voeding het nog erger maken. Het zal de weinige energie dat het kind heeft om te verteren moeten gebruiken om het eten eerst op te warmen en dan te "koken". De spijsverteringsenzymen werken niet op een koude temperatuur, ze werken alleen op lichaamstemperatuur. Denk er eens over hoe lang het duurt om bonen te koken totdat ze gaar zijn. Rauwe groenten zijn moeilijk verteerbaar als het systeem zwak is, daarom veroorzaken ze dikwijls diarree of zie je onverteerde resten in de stoelgang.

Geef warme graansoorten, zoals havermout, als ontbijt. Voor lunch en avondeten noedels, rijst en gekookte groeten voor zover ze gemakkelijk te verteren en voedzaam zijn. Kleine hoeveelheden gekookt vlees zijn een bron van extra eiwitten. Rijp, zacht of gepureerd fruit, zoals appelmoes, is een goede snack. Als we de kinderen op een dieet zetten dat gemakkelijk verteerbaar is dan zal het spijsverteringsorgaan sterker worden en de eetlust in verhouding toenemen. Binnen de paar maanden zijn ouders blij dat hun kinderen meer eten en zaken uitproberen die ze daarvoor nog nooit hadden gegeten.

Onze ondervinding is dat deze raad eveneens goed is voor volwassenen. Als je je metabolisme wil vertragen en wil bijkomen, koel dan je kern (buik) verschillende keer per dag af met koude dranken en smoothies. Neem dan een maaltijd met rauwe groenten en salades. Dat is een doeltreffende manier om je metabolisme te vertragen. Als we willen dat het metabolisme optimaal werkt is het best om warm en gekookt voedsel te eten. We kunnen salades en fruit als bijgerecht eten, maar niet als hoofdmaaltijd. Zorg er ook voor dat dranken op kamertemperatuur of warm zijn.

ER MOET EVENWICHT ZIJN TUSSEN DE VERSCHILLENDE SMAKEN

Voeding dat het makkelijkst te verteren is, is voedsel dat neutraal of lichtjes zoet van smaak is – zoete aardappel, frieten, pasta. Maar kinderen zullen ook gezouten voedsel lekker vinden. Heel zure en heel zoete smaken, zoals in snoep of desserts, worden best vermeden omdat ze meestal de eetlust overweldigen.

VERMIJD ZUIVELPRODUCTEN ALS JE KIND MAKKELIJK SLIJMEN OF INFECTIES OP DE BOVENSTE LUCHTWEGEN KRIJGT

Veel kinderen in onze studie hadden voortdurend een lopende neus en natte hoest. Sommigen hadden regelmatig oorontstekingen en kregen hiervoor herhaalde antibioticakuren. Bij de meeste kinderen verdwenen deze problemen en kregen zij een beter immuunsysteem nadat de ouders zuivelproducten zoals melk, kaas, yoghurt en ijs hadden verbannen. Ouders vonden het niet moeilijk om melk door rijst- of havermelk te vervangen en om andere bronnen van eiwitten te vinden. Eens dat de slijmen verdwenen waren kregen de kinderen een betere eetlust. Zonder de antibioticakuren hield de diarree op en het spijsverterings- en immuunsysteem verbeterden.

HOOFDSTUK XI

HOE VERDER NA DE EERSTE VIJF MAANDEN?

Net zoals ieder kind een uniek pad heeft gevolgd gedurende de massages, vereist de opvolging na de eerste vijf maanden qigong een unieke aanpak. De opvolging is een vangnet dat tot doel heeft om de bekomen vooruitgang van het kind en zijn ontwikkeling in de volgende jaren te verankeren. Studies[1] hebben uitgewezen dat wanneer ouders de dagelijkse massages verder zetten, hun kind zich verder blijft ontwikkelen en het autisme verbetert. Of ouders de massages verder zetten is natuurlijk hun eigen keuze, niemand kan immers voorspellen hoe een kind zich zal ontwikkelen in de komende jaren. Daarom raden wij ouders aan hun gezond verstand te gebruiken en hun aanpak te baseren op de verkregen kennis tijdens dit leerproces en het autisme van hun kind.

WE RADEN EEN PROGRAMMA
MET VIJF PUNTEN AAN

Voeding

Eten en drinken zijn fysieke bouwstenen voor groei en ontwikkeling. Voeding zou zoveel mogelijk vers en home made moeten zijn. Bereid voedsel, vooral voedsel dat rode kleurstoffen bevat, is niet goed voor de gezondheid van je kind en zou zoveel mogelijk vermeden moeten worden. Misschien heb je nu al het GFCF dieet uitgeprobeerd en gezien dat dit ook voor jouw kind goed werkt. Als een bepaald dieet goed werkt voor kinderen met autisme hebben ouders de neiging om dat dieet gedurende jaren te blijven toepassen, waarom veranderen? Daar zijn we totaal mee akkoord!

Qigong massage

Qigong massage brengt je kind iedere dag in evenwicht en helpt om de uitdagingen en stress van de volgende dag het hoofd te bieden. Wanneer het iedere dag wordt toegepast heeft dit een cumulatief effect op het kind en worden de reserves opgebouwd. We raden ouders aan om, na de eerste vijf maanden, verder te gaan met de massage en hierbij hun eigen ritme te vinden naargelang de behoeften van hun kind. We raden in het algemeen aan om de dagelijkse massages gedurende één of twee jaar vol te houden.

Toxines

Blijf alert voor de blootstelling van je kind aan uitlaatgassen, oplosmiddelen, pesticides en huishoudproducten. Tracht deze zoveel mogelijk te beperken.

Stel een strategie op wat inentingen betreft

Daar de wetenschap vrijelijk toegeeft dat ze de oorzaak van autisme niet kent en dat er ernstige onenigheid bestaat of inentingen het risico op autisme verhogen, is het aan de ouders zelf om een beslissing te nemen wat inentingen betreft. Blijf je informeren. Zoek een dokter die *alle opties* met je wil bespreken. Het is niet alles of niets. Je kan bepaalde inentingen uitstellen of minder inentingen laten geven. Als het een keuze is tussen het risico voor autisme en het risico om van je werk thuis te moeten blijven omdat je kind de waterpokken heeft, denk dan aan wat er op het spel staat. Ouders zijn bereid om veel werkdagen te missen om te voorkomen dat hun kind autisme ontwikkelt. Het aantal gevallen van autisme stijgt nog steeds. Sinds 2014 komt autisme in 1 op 68 kinderen voor. Het is nog nooit in de geschiedenis van de mensheid voorgekomen dat zoveel jonge kinderen een handicap hadden. Je kunt niet wachten totdat experten het er over eens zijn wat je moet doen om autisme te voorkomen. Soms moet je gewoon je gezond verstand gebruiken en zelf de risico's inschatten.

ANDERE BEHANDELINGEN VAN AUTISME

Je vindt honderden behandelingen voor autisme op het internet. Je moet echter voorzichtig zijn om je geld niet te verspillen en je kind bloot te stellen aan medicijnen, supplementen en programma's die geen blijvende verbetering of zelfs een achteruitgang kunnen veroorzaken. De meeste behandelingen die geadverteerd worden zijn niet gebaseerd op wetenschappelijk onderzoek. Blijf er van weg. Ouders zijn kwetsbaar omdat ze eender wat zouden proberen dat zou helpen. Maar wat autisme betreft is er een echte hype ontstaan en er bestaan zoveel schadelijke dingen, dat het beter is om aanbiedingen zonder wetenschappelijke achtergrond te vermijden.

STOPPEN MET DE MASSAGE

Er is geen programma om de massages af te bouwen eens dat je kind stabiel is. Je geeft de massage gewoon zo dikwijls je denkt dat je kind het nodig heeft, zo dikwijls je kind er om vraagt, en wanneer je merkt dat de zintuigelijke reacties uit balans zijn. Dat kan een of tweemaal per week, of per maand, zijn afhankelijk van je kind. Sommige ouders hebben gemeld dat de ontwikkeling een tikkeltje vertraagd werd na het stoppen met de massage. Hou dat in de gaten, wanneer je merkt dat je kind het niet zo goed doet op school, geef dan terug regelmatig de massage, minstens drie keer per week. Het zal je kind helpen om terug optimaal te functioneren.

LEERKRACHTEN EN ANDERE BEGELEIDERS

Je moet heel voorzichtig zijn met wie je de qigong massage aan je kind laat geven. Wanneer iemand geen connectie heeft met je kind zou die de massage kunnen forceren, hetgeen zeer nadelig is voor je kind. We bevelen aan dat leerkrachten en coaches die meer willen weten over qigong en dit in hun klas of praktijk - met toestemming van de ouders - willen toepassen, een opleiding volgen. (zie www.qsti.org)

SLOTWOORDEN

We hopen dat dit boek behulpzaam is. We hopen dat je er uit kunt leren hoe je de qigong massage moet toepassen en hoe je het in je dagelijkse routine kunt integreren. We hopen dat de massage meer rust, liefde en ontspanning brengt in je huis en het leven van je kind. We hopen dat het je last verlicht. Neem a.u.b. contact met ons om je ervaringen te delen en ons te vertellen wat wel en wat niet werkte voor jou.

♥
Hoewel we heel erg veel van kinderen houden, hebben we dit werk speciaal voor ouders gedaan
♥

PROBLEMEN OPLOSSEN
CONTROLELIJST

De volgende lijst kan een partner helpen om te bepalen of je de bewegingen correct uitvoert. Het is ook een waardevol hulpmiddel bij bv. een activiteit in een steungroep. Je kan het gebruiken als je oefent met je partner, als je met je kind begint, dan na een week, en dan weer enkele weken later. Als je voelt dat je geen resultaten behaalt kan het zijn dat je een belangrijk punt mist, bijvoorbeeld dat je het hoofd niet op de goede manier opent, of niet op de goede manier rond de oren klopt, of de snelheid of het gewicht van je hand niet goed aanpast. Een waarnemer die dit boek heeft gelezen en de checklist gebruikt zou in staat moeten zijn om deze problemen te detecteren.

Buiten het waarnemen of technieken correct worden uitgevoerd, kunnen partners in de steungroep elkaar helpen om een blijde, positieve houding te behouden voor de massage, vooral tijdens de eerste week wanneer dit het moeilijkste is, en elkaar helpen om ontwikkelingen in het kind te herkennen en de massage hieraan aan te passen.

WAT JE DOET BIJ VOLGENDE BEWEGINGEN?

BEWEGING 1

- kijk of er geen haarspelden of elastiekjes in het haar zitten
- klop op de fontanel, niet zomaar boven op het hoofd
- geef voldoende klopjes op de fontanel alvorens verder te gaan
- volg de correcte lijn naar beneden, vanaf het midden van het hoofd over de ruggengraat, het midden van de benen tot aan de buitenkant van de hielen
- geef extra klopjes wanneer de reacties van het kind aangeven dat dit nodig is (neuriën of ongemak vertonen)
- pas het gewicht van de hand aan op de juiste wijze aan de massa van het kind

BEWEGING 2

- begin met beide handen te kloppen naast de fontanel boven op het hoofd
- volg de correcte lijn langs iedere kant van de ruggengraat
- geef extra klopjes wanneer de reacties van het kind aangeven dat dit nodig is (neuriën of ongemak vertonen)

BEWEGING 3

- begin met op de fontanel te kloppen
- klop verschillende keren met de vingers achter de oren
- spreidt de vingers lichtjes en past het gewicht van het kloppen aan
- klop aan de zijkanten van de hals
- volgt het correcte pad naar beneden op de schouders en langs de flanken van het lichaam tot aan de buitenkant van de enkels

BEWEGING 4

- juiste stand van de hand - gespreide vingers met de toppen achter het oor - en pas het gewicht van het kloppen aan
- geef genoeg klopjes alvorens verder te gaan
- los het ongemak bij de oren op door - indien mogelijk - de partner tegelijkertijd op de schouder te laten kloppen
- volg de correcte lijn van de oren naar de zijkant van de hals, over de bovenkant van de schouder, langs de buitenkant van

de bovenarm tot aan de ellenboog langs de voorarm tot op de bovenkant van de hand
- doe extra herhalingen wanneer het oor geblokkeerd is
- weet wanneer je moet overgaan op verticale druk in plaats van kloppen

BEWEGING 5

- de positie van de hand (greep) is correct
- de arm van het kind is volledig gestrekt (niet gebogen bij de ellenboog)
- door zachtjes te schudden zie je een golf naar de schouder bewegen
- maak oogcontact en spreek vrolijk met het kind tijdens de beweging, bijv. "op, op , op , op, op, ... neer, neer, neer, neer, neer"

BEWEGING 6

- gebruik de juiste techniek - wrijven of drukken - volgens de reacties van het kind
- merk reacties op en besteed meer tijd aan bepaalde vingers indien nodig

BEWEGING 7

- de beweging is langzaam en ritmisch, ga niet te snel
- duw zacht maar stevig, beweeg de ribben lichtjes zoals bij de ademhaling
- begin net onder het sleutelbeen tot aan de onderste ribben
- kijk of het kind slaperig wordt of andere reacties heeft zoals neuriën, of zijn hand op die van jou legt en pas de massage op de juiste wijze aan

BEWEGING 8

- kijk op voorhand na of het kind geconstipeerd is, of diarree heeft of een normale stoelgang en "draai" in de juiste richting
- maak cirkelvormige bewegingen rond de navel
- pas snelheid en druk aan volgens de situatie
- kijk uit voor reacties zoals neuriën of het optrekken van de benen en pas de massage op de juiste wijze aan

BEWEGING 9

- volg de correcte lijn naar beneden vanaf de top van de dijen, over het scheenbeen en de bovenkant van de voeten

- pas het gewicht van de hand aan bij kitteling of andere reacties
- klop langs de benen naar beneden als de benen opgetrokken worden om dan met de beweging verder te gaan

BEWEGING 10

- ondersteun de hiel met één hand terwijl de andere achter de knie begint
- de bewegingen zijn vloeiend en continu
- de beweging wordt volgehouden totdat het been en de kuitspier ontspannen zijn
- weet wat je moet doen als de kuit kittelig is (zachtjes in de kuit naar beneden knijpen)

BEWEGING 11

- pas wrijven of druk toe wanneer nodig
- reageer correct op fietsbewegingen
- besteed extra tijd aan bepaalde tenen indien nodig

BEWEGING 12

- kijk of het lichaam en het hoofd recht liggen
- zet de vingers correct op de voet, verander van methode indien nodig
- neem zelf een correcte houding van rug en benen aan
- kijk uit naar een lichte beweging van de kin tijdens deze beweging
- tel langzaam hardop om de bewegingen bij te houden
- vraag het kind of het nog een reeks wilt

Na de massage heeft je kind misschien graag een knuffel. Knuffel en laat het kind rusten om het effect van de massage te laten inwerken totdat het kiest om op te staan.

APPENDIX B

ZINTUIGEN EN ZELFREGULATIE VRAGENLIJST

Deze vragenlijst kun je online vinden op http://bit.ly/2pmTYdl Vul de vragenlijst in voordat u met het QST traject van start gaat. Vul de datum, de naam van het kind en de naam van de ouder/volwassene in die de vragenlijst invult. (het is belangrijk dat steeds dezelfde persoon de vragenlijst invult!). Omcirkel het antwoord dat het best uw kind omschrijft op het moment dat u de vragen invult. Tel alles op en vul het totaal onderaan de lijst in.

Nadat je de QST massage dagelijks hebt toegepast op je kind gedurende een periode van 5 maanden, vult dezelfde ouder/volwassene de vragenlijst nog een keer in. Zo vergelijkt je de resultaten met het totaal van de test aan het begin van het traject. Als het totale cijfer gedaald is na verloop van tijd dan betekent dit dat de QST massage aanslaat en positief resultaat geeft.

Datum: Naam van het kind:

Tijdstip: Start - 5 maanden – 1 jaar   Persoon die de lijst invult:

Zintuigen en zelfregulatie vragenlijst

1. AANRAKING (GEVOEL/VOELEN) / PIJN	vaak	soms	zelden	nooit
• Huilt niet bij pijn (geen tranen)	3	2	1	0
• Merkt niet wanneer de luier nat of vuil is	3	2	1	0
• Gezicht wassen is moeilijk	3	2	1	0
• Haar knippen is moeilijk	3	2	1	0
• Weigert een hoed te dragen	3	2	1	0
• Verkiest om een hoed te dragen	3	2	1	0
• Vingernagels knippen is moeilijk	3	2	1	0
• Verkiest om 1 of 2 handschoenen te dragen	3	2	1	0
• Weigert om handschoenen te dragen	3	2	1	0
• Teennagels knippen is moeilijk	3	2	1	0
• Zal enkel bepaald schoeisel dragen (bv. Losse schoenen, geen sokken, ..)	3	2	1	0
• Verkiest om dag in dag uit dezelfde kledij te dragen	3	2	1	0
• Zal enkel specifieke kledij dragen (bv geen plastiek, geen etiketjes, geen strakke kledij, geen sokken, enkel lange of korte mouwen, …)	3	2	1	0
• Huilt tranen bij het vallen, bij pijn of bij een geschaafde huid (deze schaal is met opzet omgekeerd)	0	1	2	3
• Hoofd bonken tegen harde oppervlakken	3	2	1	0
• Hoofd bonken tegen zachte oppervlakken	3	2	1	0
• Weigert voeding met bepaalde textuur	3	2	1	0
• Tanden poetsen is moeilijk	3	2	1	0
• Kauwt en bijt op objecten	3	2	1	0

Zelfregulatie - oriëntatie / aandacht / rustig worden / slaap

• Moet gevraagd worden om oogcontact te maken wanneer aangesproken	3	2	1	0
• Lijkt niet te merken wanneer aangesproken met een normale stem	3	2	1	0
• Reageert niet op zijn/haar naam	3	2	1	0
• Merkt of reageert niet wanneer zij/hij op de rug wordt getikt	3	2	1	0
• Rolt niet over op de rug of op de buik wanneer gevraagd	3	2	1	0
• Staart in de ruimte	3	2	1	0
• Lijkt niet te merken wanneer anderen pijn hebben	3	2	1	0

1

	vaak	soms	zelden	nooit
• Heeft moeite om weer rustig te worden wanneer overstuur	3	2	1	0
• Geraakt overstuur of krijgt driftbuien wanneer er veranderingen/overgangen zijn	3	2	1	0
• Raakt moeilijk in slaap wanneer het bedtijd is	3	2	1	0
• Slaapt moeilijk terug in bij nachtelijk ontwaken	3	2	1	0
• Wordt in de ochtend erg vroeg wakker en blijft wakker	3	2	1	0
• Kan moeilijk wakker worden 's ochtends	3	2	1	0
• Maakt kleine grapjes (enkel beantwoorden wanneer je kind spraak heeft, de schaal is met opzet omgekeerd)	0	1	2	3

2. ZICHT

	vaak	soms	zelden	nooit
• Kijkt naar voorwerpen vanuit de zijkant van de ogen	3	2	1	0
• Kan bepaald licht moeilijk verdragen (fel licht, knipper licht, ...)	3	2	1	0

Zelfregulatie – gedrag: irritatie, agressie, zelfmutilatie

	vaak	soms	zelden	nooit
• Driftbuien en meltdowns driftbuien duren gemiddeld ...... minuten en komen ...... keer per dag voor	3	2	1	0
• Huilt makkelijk wanneer gefrustreerd	3	2	1	0
• Slaat of schopt anderen	3	2	1	0
• Krabt of trekt anderen aan het haar	3	2	1	0
• Bijt anderen	3	2	1	0
• Gooit speelgoed/spullen naar anderen	3	2	1	0
• Trekt aan het eigen haar (waar op het hoofd? ... ...)	3	2	1	0
• Bijt zichzelf (waar op het lichaam? Bv linker duim ... ...)	3	2	1	0
• Slaat zichzelf (waar op het lichaam? ... ...)	3	2	1	0
• Wordt agressief of hyper wanneer blootgesteld aan bepaalde geuren	3	2	1	0

3. GEHOOR

	vaak	soms	zelden	nooit
• Reageert slecht op sommige dagelijkse geluiden	3	2	1	0
• Bedekt de oren bij sommige geluiden	3	2	1	0
• Reageert fel wanneer anderen luid huilen of roepen	3	2	1	0
• Schrikt bij onverwachte geluiden	3	2	1	0

2

Zelfregulatie – zindelijkheid

• Blijft 's nachts droog (de schaal is met opzet omgekeerd) (kleine kinderen)	0	1	2	3
• Luier is nat 's ochtends (kleine kinderen)	3	2	1	0
• Draagt een luier gedurende de dag (kleine kinderen)	3	2	1	0
• Is zindelijk (de schaal is met opzet omgekeerd)	0	1	2	3

4. SMAAK / GEUR

	vaak	soms	zelden	nooit
• Heeft braakneigingen bij bepaalde geuren	3	2	1	0

Zelfregulatie – spijsvertering

• Zal enkel bekend voedsel eten	3	2	1	0
• Lijkt geen interesse te hebben in eten	3	2	1	0
• Eet zeer gelimiteerd (5-10 soorten voeding)	3	2	1	0
• Diarree of losse stoelgang	3	2	1	0
• Frequente stoelgang (meer dan 3x per dag)	3	2	1	0
• Heeft vaak laxatieven nodig om constipatie tegen te gaan	3	2	1	0
• Stoelgang is hard en droog	3	2	1	0
• Stoelgang elke andere dag	3	2	1	0
• Stoelgang 2x per week	3	2	1	0
• Stoelgang 1x per week	3	2	1	0
• Stoelgang is vaak groen van kleur	3	2	1	0

Totalen niet invullen aub, dat zal door uw therapeut(e) gedaan worden

TOTAAL 1. AANRAKING (GEVOEL/VOELEN) / PIJN

TOTAAL 2. ZICHT

TOTAAL 3. GEHOOR

TOTAAL 4. SMAAK / GEUR

TOTAAL ZINTUIGEN

TOTAAL oriëntatie / aandacht / rustig worden / slaap

TOTAAL gedrag: irritatie, agressie, zelfmutilatie

TOTAAL zindelijkheid

TOTAAL spijsvertering

TOTAAL ZELFREGULATIE

3

MIJLPALEN IN DE ONTWIKKELING VAN MIJN KIND

Begindatum van het programma: _____

Noteer drie verbeteringen (in gezondheid, leren, gedrag) die voor jou de meeste impact zouden geven op je dagelijks leven. (bijv. slapeloosheid, namen herkennen, minder agressie).

-

-

-

ENKELE BELANGRIJKE MIJLPALEN - NOTEER HIER DE DATA:

Stinkende, groene, slijmerige stoelgang: _____

Begon taal te herkennen (voor de eerste keer tonen dat het kind taal begrijpt of voor de eerste keer beginnen te brabbelen): _____

Voor de eerste keer beginnen huilen bij pijn: _____

Probeert nieuw voedsel: _____

Merkt op dat de pamper nat is en vraagt om vervanging: _____

Maakte een grapje, gebruikt humor: _____

We raden ook aan om de ontwikkelingsmijlpalen checklist (0-6 jaar) te raadplegen die je online kunt vinden op http://bit.ly/2pmTYdl. Het geeft je een goed beeld betreffende de situatie voor en na de eerste behandelreeks van 5 maanden. Als je na een aantal maanden geen verbetering ziet in een bepaald gebied, geef dan aandacht aan de bewegingen die betrekking hebben op dat gebied. Misschien zijn er nog blokkeringen die moeten weggewerkt worden.

Als je de lijst gebruikt, omcirkel dan met een eerste kleur de punten die van toepassing zijn. Na vijf maanden omcirkel je dan de nieuwe vaardigheden die je kind heeft geleerd met een andere kleur. Dat helpt je om een visueel beeld te krijgen van de vooruitgang die je kind dank zij de massage heeft gemaakt.

Appendix D

OUDERSCHAP STRESS INDEX

Volgende vragenlijsten werden door het Qigong Sensory Training Institute gebruikt tijdens het wetenschappelijk onderzoek. We hebben ondervonden dat deze overzichten niet alleen een hulpmiddel waren voor ons onderzoek, maar tevens krachtige momentopnames waren voor ouders. We raden aan om deze vragenlijst in te vullen alvorens met het programma te beginnen en een tweede keer op het einde van de behandeling na vijf maanden.

Deze vragenlijst is tevens online te vinden op http://bit.ly/2pmTYdl.

Datum: Naam van het kind:

Tijdstip: Start - 5 maanden – 1 jaar   Persoon die de lijst invult:

Ouderschap Stress Index

Beoordeel de volgende aspecten in de gezondheid van het kind afhankelijk van hoeveel spanning het u en/of uw gezin veroorzaakt door het omcirkelen van het cijfer dat het best past bij uw situatie.	stress meting				
	Geen stress	Geeft soms stress	Geeft vaak stress	Geeft dagelijks veel stress	Is zo stresserend dat het ons soms het gevoel geeft dat we het niet meer aankunnen
Sociale ontwikkeling van uw kind	0	1	2	3	5
Het vermogen van uw kind om te communiceren	0	1	2	3	5
Driftbuien / meltdowns	0	1	2	3	5
Agressief gedrag (broers en zussen, leeftijdsgenootjes)	0	1	2	3	5
Zelfverwonding	0	1	2	3	5
Moeite met overgangen van de ene activiteit naar de andere	0	1	2	3	5
Slaapproblemen	0	1	2	3	5
Het dieet/eetpatroon van uw kind	0	1	2	3	5
Darmproblemen (diarree, constipatie)	0	1	2	3	5
Zindelijkheidstraining	0	1	2	3	5
Geen nabijheid voelen tot het kind (verbinding)	0	1	2	3	5
Bezorgd over de toekomst: of uw kind door anderen wordt geaccepteerd	0	1	2	3	5
Bezorgd over de toekomst: of uw kind voldoende zelfstandig zal kunnen leven	0	1	2	3	5
SUBTOTAAL					
TOTAAL					

USA: Qigong Sensory Training Institute, www.qsti.org   BE-NL: In Touch QST, http://www.intouchnow.be

Qigong Sensorische Therapie - overzichtsblad

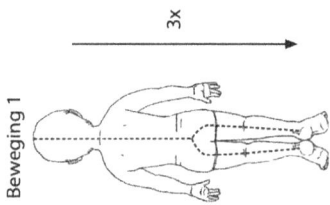

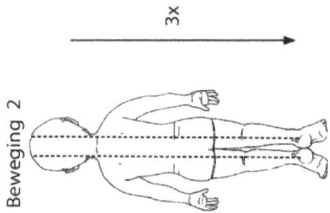

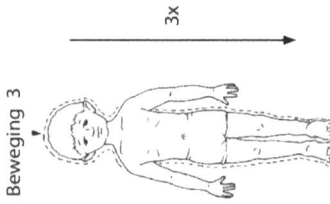

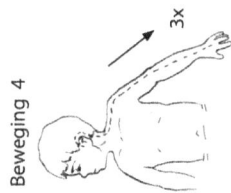

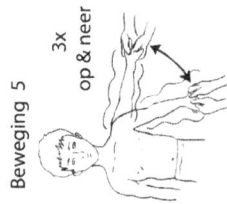

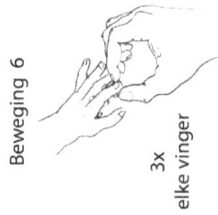

Beweging 1 — 3x

Beweging 2 — 3x

Beweging 3 — 3x

Beweging 4 — 3x

Beweging 5 — 3x op & neer

Beweging 6 — 3x elke vinger

SE

Beweging 7
3x

Beweging 8
kijk naar de instructies onder-aan de pagina voor losse, vaste en normale stoelgang

Beweging 9
3x

Beweging 10
9x of tot ontspannen

Beweging 11
3x elke teen

Beweging 12
9x

2 extra sets optioneel

De buik van het kind is "de klok"

9x 9x 9x
9x 9x 9x

Wat als mijn kind een normale, vaste of losse stoelgang heeft?

Optie 1: Je kind heef losse of normale stoelgang, start met beweging 8 met de klok mee wrijf 9x met de klok mee, 9x tegen de klok in en nog eens 9x met de klok mee.

Optie 2: Wanneer je kind geconstipeerd is draaien we de draairichting om en starten we tegen de klok in: wrijf 9x tegen de klok in, 9x met de klok mee en dan 9x tegen de klok in. Wanneer de stoelgang terug normaal is schakel terug over naar optie 1.

147

OVER DE AUTEUR

DR. LOUISA SILVA

Dr. Louisa Silva behaalde haar diploma als conventioneel arts aan de University of California, Los Angeles, in 1979, waarna zij een huisartsenpraktijk opstartte. Tijdens haar praktijk raakte zij geïnteresseerd in complementaire medische behandelingen. In 1990 behaalde zij een diploma in Chinese geneeskunde, waardoor zij haar onderzoek begon naar een goede manier om families te kunnen helpen door de Westerse en Chinese geneeskunde met elkaar te combineren. Om nog een dieper begrip te krijgen van de mogelijkheden binnen de geneeskunde studeerde zij verder en behaalde ook een Master of Public Health bij het Medical College in Wisconsin en een certificaat van de American Academy of Medical Acupuncture. (ABMA board certification). Al deze ervaringen dragen bij tot het werk dat zij vandaag doet.

Dr. Silva woont in Oregon en oefent haar vak als dokter en researcher uit door zowel Chinese geneeskunde, preventieve geneeskunde als volksgezondheid te integreren. Een van haar doelstellingen is om niet-invasieve, zachte behandelingen te verstrekken, gebruik makend van middelen waartoe patiënten reeds toegang hebben.

In 2000, toen de zoon van een goede vriendin de diagnosc autisme kreeg, werd zij zich bewust van de enorme impact die de diagnose op families heeft, en daarbij ook nog het gebrek aan effectieve -

wetenschappelijk bewezen - behandelingen. Zij nam de beslissing om een behandeling die in Europa werd ontwikkeld voor kinderen met autisme naar de VS te brengen, in de hoop de ouders de mogelijkheid te geven hun kinderen zelf te behandelen.. Nadat ze zich had aangesloten bij het Teaching Research Institute aan de Western Oregon universiteit ontwikkelde en evalueerde zij een trainings- en hulpprogramma waarbij ouders leren hun kinderen Qigong massage geven. Ook professionals werden opgeleid. In de afgelopen 16 jaar verfijnde zij onophoudelijk het oorspronkelijke programma om zo tot het huidige protocol te komen dat ouders zonder professionele tussenkomst zelf kunnen leren behandelen.

Ondertussen richtte Dr. Silva het Qigong Sensory Training Institute op om behandeling, training en onderzoek voor kinderen met autisme te coördineren. Zij is de directrice, voornaamste onderzoekster en master trainer in het Qigong Sensory Training protocol.

QIGONG SENSORY TRAINING INSTITUTE

BEZOEK ONZE WEBSITE

Al het laatste nieuws rond research en opleidingen kun je op onze website www.qsti.org en Facebook pagina www.facebook.com/qstimassage terugvinden.

QST BEGELEIDING

Ons grootste verlangen is dat je slaagt in je opzet en dat de QST massage wérkt voor jouw kind. In dat opzicht werd het QSTI opgericht als een non-profit organisatie met als doel ouders te ondersteunen op hun pad naar succes. Veel van onze lezers zullen hun beoogde resultaten bereiken door het boek en de filmpjes grondig te bestuderen, zeker wanneer zij zich verenigen in een oudergroep die mekaar ondersteunt. We weten echter dat het leven soms net iets ingewikkelder en moeilijker kan zijn. Wil je graag begeleiding en wat hulp dan zijn dit de opties voor ouders:

- De online oudercursus www.qsti.org
- Vind een therapeut bij jou in de buurt op www.qsti.org/therapists.html
  De meeste van onze QST therapeuten geven ook begeleiding via Skype of telefoon, dus neem zeker contact met ze op.

QST OPLEIDING VOOR PROFESSIONALS

Kun je vinden op www.qsti.org/professional-training.html

INDEX

Qigong Sensory Training Institute
www.qsti.org

www.ingramcontent.com/pod-product-compliance
Lightning Source LLC
Chambersburg PA
CBHW020614270326
41927CB00005B/324